LES INDICATIONS

DES

INTERVENTIONS CHIRURGICALES

DANS LES MALADIES INTERNES

A L'USAGE DES MÉDECINS PRATICIENS

PAR

Le Professeur Dr HERMANN SCHLESINGER
DE L'UNIVERSITÉ DE VIENNE

TRADUCTION FRANÇAISE

Par les Docteurs L. LICHTWITZ et J. SABRAZÈS de Bordeaux

DEUXIÈME PARTIE

Maladies du foie et de la vésicule biliaire. — Maladies de la rate
Maladies du pancréas. — Maladies du rein et du bassinet
Maladies de la vessie

PARIS

VIGOT FRÈRES, ÉDITEURS

23, PLACE DE L'ÉCOLE-DE-MÉDECINE, 23

1905

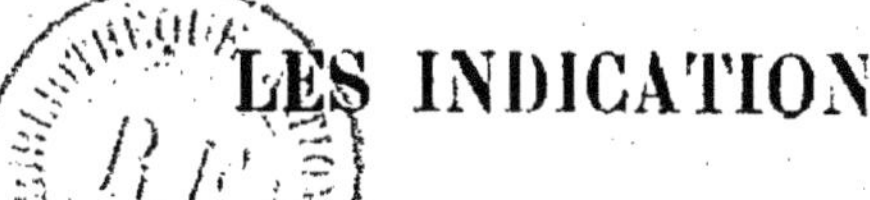

LES INDICATIONS

DES

INTERVENTIONS CHIRURGICALES

DANS LES MALADIES INTERNES

LES INDICATIONS

DES

INTERVENTIONS CHIRURGICALES

DANS LES MALADIES INTERNES

A L'USAGE DES MÉDECINS PRATICIENS

PAR

Le Professeur Dr HERMANN SCHLESINGER

DE L'UNIVERSITÉ DE VIENNE

TRADUCTION FRANÇAISE

Par les Docteurs L. LICHTWITZ et J. SABRAZÈS de Bordeaux

DEUXIÈME PARTIE

Maladies du foie et de la vésicule biliaire. — Maladies de la rate
Maladies du pancréas. — Maladies du rein et du bassinet
Maladies de la vessie

PARIS

VIGOT FRÈRES, ÉDITEURS

23, PLACE DE L'ÉCOLE-DE-MÉDECINE, 23

1905

LES INDICATIONS

DES

INTERVENTIONS CHIRURGICALES

MALADIES DU FOIE ET DE LA VÉSICULE BILIAIRE

I. — CHOLÉLITHIASE

Étiologie. — La cholélithiase est favorisée par la stase de la bile. Les microorganismes venant de l'intestin, notamment le *Bacterium coli*, jouent probablement le rôle lithogène. La maladie est de beaucoup plus commune chez la femme que chez l'homme; rare chez l'enfant, elle devient plus fréquente au fur et à mesure qu'on avance en âge. Des vêtements trop serrés (corset, ceinture) favorisent la formation des calculs biliaires; il en est de même de la gravidité, de la vie sédentaire, de la faiblesse de la musculature abdominale chez des personnes âgées. La diathèse urique serait souvent propice à la formation des calculs.

Beaucoup d'auteurs incriminent l'hérédité, l'athéromasie et la bonne chère dans la genèse des calculs. Des corps étrangers ayant pénétré dans les voies biliaires sont rarement en cause. Parfois ce sont des traumatismes, peut-être aussi des émotions, qui provoquent la colique hépatique.

Remarques anatomo-pathologiques. — Les calculs biliaires se forment dans la vésicule ; c'est là qu'on les rencontre le plus souvent, ainsi que dans les conduits excréteurs (cystique ou cholédoque).

Il n'est pas rare aussi de découvrir dans les voies biliaires intrahépatiques des calculs (de formation secondaire).

Les calculs biliaires sont le plus souvent multiples ; souvent on les trouve par centaines ; ils portent alors des facettes ; mais il n'est pas rare qu'on rencontre seulement un calcul solitaire ayant le volume d'une noix et au delà, à surface rugueuse. Sur 326 malades de *Riedel* 56 avaient un, 46 deux ou trois calculs. Très fréquemment lorsqu'un calcul est enclavé dans le col de la vésicule biliaire, formant clef de voûte, ce calcul est particulièrement gros ; en aval de la « clef de voûte » de nouveaux calculs ne se forment que rarement, mais en amont, dans le fond de la vésicule, on en trouve régulièrement. La production des calculs semble se faire par à-coups.

Les calculs biliaires peuvent se rencontrer dans une vésicule biliaire peu altérée. Lorsqu'un abcès cholélithiasique existe, la muqueuse présente d'habitude un ramollissement inflammatoire avec sécrétion de liquide séreux ou purulent. L'inflammation de la vésicule biliaire peut être séreuse, séro-purulente, nettement purulente, putride ou pseudo-membraneuse. L'inflammation se propage souvent au voisinage (péricholécystite) et conduit à la formation d'adhérences plus ou moins nombreuses qui peuvent entretenir la stase biliaire, notamment lorsque le conduit cystique est coudé.

Dans les inflammations récentes la vésicule biliaire est distendue et a la forme d'un concombre ; sa paroi s'amincit. Des inflammations répétées provoquent une rétraction cicatricielle de la vésicule. Le canal cystique, par suite du passage des calculs, tantôt s'élargit énormément et devient rectiligne, tantôt se rétrécit (après ulcération) et même s'oblitère assez souvent.

Lorsqu'un calcul séjourne dans le canal cholédoque, ce dernier peut se dilater considérablement, au point d'atteindre la grosseur d'un doigt, et sa paroi s'hypertrophier beaucoup. Le plus souvent, le canal hépatique et les voies biliaires intrahépatiques se dilatent alors secondairement. Des ulcérations résultant pour ainsi dire d'une sorte d'eschare de décubitus, peuvent aboutir à l'établissement d'une fistule cholédocoduodénale.

La vésicule peut vider complètement son contenu dans les voies biliaires ou dans l'intestin, et la cholélithiase ainsi guérir. Assez souvent il se produit une perforation lente de la vésicule biliaire; plus rarement, une perforation du canal cystique avec ouverture secondaire dans l'intestin et formation de fistule; la perforation avec fistule consécutive dans d'autres organes est plus exceptionnelle; de même, la rupture de la vésicule biliaire avec irruption de son contenu dans la cavité abdominale. Lorsqu'un calcul reste longtemps dans le col de la vésicule, on observe, par suite des phénomènes inflammatoires qui se produisent, soit une hydropisie, soit (quand il y a infection) un empyème de la vésicule biliaire. *Riedel* a constaté dans 183 cas de calculs du canal cystique ou du col de la vésicule, au cours de l'intervention chirurgicale, 27 fois seulement l'existence de bile dans la vésicule, alors que dans 156 cas celle-ci contenait un liquide séro-muqueux et purulent. Quand un calcul séjourne pendant un temps assez long dans le cholédoque, on voit assez souvent survenir des phénomènes inflammatoires dans le voisinage (thrombophlébite de la veine porte ou pancréatite chronique); dans les cas de calcul du cholédoque, il y a aussi toujours menace d'une infection secondaire des voies biliaires (angiocholite suppurative et abcès du foie). Les altérations des organes éloignés (néphrite, endocardite, abcès pulmonaire) se rencontrent assez fréquemment dans l'angiocholite suppurative.

Lorsque la cholélithiase a persisté longtemps il n'est pas rare qu'on découvre à l'autopsie un carcinome de la vésicule biliaire.

Remarques cliniques. — Dans beaucoup de cas la cholélithiase évolue sans symptômes. Souvent il n'existe qu'une douleur sourde qui, d'habitude, est mise par le malade sur le compte de l'estomac. Les douleurs qui accompagnent les accès de coliques sont caractéristiques; elles sont tantôt légères, tantôt d'une effroyable intensité; elles ne sont pas toujours en rapport avec la gravité de l'affection. Les malades localisent les douleurs dans la région de la vésicule biliaire. On constate aussi, à ce niveau, une sensibilité prononcée à la pression; souvent il s'y trouve également une tuméfaction inflammatoire (cholécystite). Pendant l'accès, on observe régulièrement des vomissements.

S'il y a infection de la vésicule biliaire, outre ces phénomènes, il survient de la fièvre qui, parfois, revêt un caractère intermittent, et souvent il se développe de la péricholécystite (frottements périhépatiques, météorisme, constipation). Lorsque la vésicule biliaire a subi des altérations cirrhotiques, à la suite d'inflammations antérieures, son hypertrophie fait défaut, même dans le cas d'infection.

L'ictère manque dans la plupart des cas de colique due aux calculs biliaires. Lorsque le calcul est entré dans le cholédoque, fréquemment (mais pas toujours, même lorsque les calculs sont volumineux) il y a ictère et gonflement du foie; si le calcul séjourne plus longtemps dans le cholédoque, l'ictère devient plus prononcé; il y a souvent une fièvre intense, et finalement des hémorragies des muqueuses peuvent apparaître. Quand le cholédoque est oblitéré, les fonctions de l'estomac et de l'intestin sont considérablement compromises, et, lorsque l'affection se prolonge, le malade s'affaiblit et maigrit fortement.

On ne découvre pas souvent de calculs dans les matières fécales; lorsque les calculs sont plus gros que des noyaux de cerises, ils ont probablement dû passer dans l'intestin à travers une fistule. Celle-ci peut s'établir après une durée variable de la maladie, et souvent sans occasionner de troubles notables.

D'ordinaire, les accès se reproduisent à plus ou moins longs intervalles; ils s'interrompent même fréquemment pendant des années.

Lorsque, dans l'intervalle, le canal cystique s'est oblitéré, on voit persister une hypertrophie indolore de la vésicule; mais, dans beaucoup de cas où la lumière du canal cystique est obstruée par un calcul enclavé dans le col de la vésicule, l'hypertrophie de cette dernière, au début palpable, disparaît au bout de quelques jours.

Riedel distingue, entre les accès « infructueux » dans lesquels les calculs n'ont pas été poussés plus loin que le canal cystique et les accès « fructueux », dans lesquels les calculs ont pénétré dans le cholédoque ou dans l'intestin.

Diagnostic. — Dans les périodes interparoxystiques, lorsqu'on n'a pas de renseignements suffisamment précis et que les symptômes locaux manquent, le diagnostic reste impossible. Mais parfois on provoque dans la région de la vésicule une sensibilité exagérée à la pression lorsqu'on essaye, pendant l'inspiration, de refouler le foie en haut. Souvent l'anamnèse fait reconnaître la maladie : accès de coliques dans la région stomacale accompagnés de vomissements et parfois suivis d'ictère; troubles remontant à plusieurs années; tout cela conduit à penser à la cholélithiase. La présence de calculs dans les matières fécales et l'existence d'une tumeur douloureuse, piriforme, dans la région de la vésicule rendent le diagnostic plus certain, surtout lorsqu'on peut faire exécuter à la tumeur des mouvements de va-et-vient, la repousser dans la profondeur et la voir revenir en place. Cette tumeur est souvent de consistance dure. Je n'ai, jusqu'à présent, jamais pu constater le bruit de choc des calculs dont parlent beaucoup d'auteurs. Il ne faut pas faire de ponction exploratrice, à cause du danger d'infection de la cavité abdominale. On n'a presque jamais réussi à déceler les calculs au moyen de la radiographie.

Le diagnostic général ne suffit cependant pas ; on s'efforce actuellement, suivant le procédé de *Kehr*, de faire un diagnostic local aussi exact que possible pour pouvoir diagnostiquer les modalités de l'affection. D'après la description de *Kehr*, les formes les plus importantes se caractérisent de la manière suivante :

L'*obstruction aiguë du cholédoque* se manifestant par l'apparition d'un ictère prononcé (« véritablement lithogène », *Riedel*), après ou pendant une colique typique se compliquant de vomissements, et souvent aussi de fièvre avec douleur s'irradiant vers le thorax et le dos.

L'*oblitération chronique du cholédoque* souvent sans *gonflement* notable (fréquemment avec rétraction) de la vésicule biliaire et du foie et avec fièvre à type intermittent. L'ictère et la décoloration des matières fécales sont sujets à beaucoup de changements. Il existe d'habitude des douleurs spontanées, et on constate fréquemment à la palpation une hypertrophie de la rate. La cachexie et la tendance aux hémorragies des muqueuses sont fréquentes.

La *cholécystite aiguë* avec gonflement de la vésicule, bien que ses parois soient peu altérées. La tuméfaction du foie fait défaut ; il se développe au-devant de la vésicule un lobe (en forme de languette) de tissu hépatique (lobe de Riedel). L'ictère n'existe que dans 10 0/0 des cas. Lorsque la vésicule est en même temps accessible à la palpation, d'après Riedel, il ne s'agirait le plus souvent que d'un ictère infectieux. On note une vive douleur spontanée, et à la pression, parfois une sensation de frottement péritonéal, de la fièvre et fréquemment des modifications profondes de l'état général.

Une *cholécystite aiguë se produisant dans une vésicule biliaire ratatinée* se traduit d'ordinaire par l'oblitération ou le rétrécissement du canal cystique et par des adhérences multiples dans le voisinage de la vésicule. L'ictère et l'hypertrophie de la vésicule font le plus souvent défaut. Il y a de la sensibilité à la pression. Lorsqu'il existe une accumulation de pus dans la vésicule, il survient une fièvre intense, des frissons et des troubles généraux graves d'origine septique.

L'*empyème de la vésicule dans la cholélithiase* provoque la formation d'une tumeur sensible à la pression dans la région vésiculaire, s'accompagnant de douleurs spontanées. La fièvre et les frissons s'observent fréquemment, mais non toujours; souvent il y a des signes de péritonite localisée (météorisme, vomissements, ascite légère, frottements périhépatiques). Le plus souvent on ne trouve pas de calculs dans les fèces.

La *perforation aiguë de la vésicule biliaire* se caractérise par une exacerbation excessivement violente de la douleur dans la région de la vésicule, par un collapsus subit et par l'augmentation de fréquence du pouls avec abaissement de la température du corps. La paroi abdominale est fortement tendue ; plus tard le ventre est plutôt un peu ballonné et on peut déceler du liquide dans la cavité abdominale. La perforation subaiguë a un caractère moins bruyant.

Chez un de mes malades d'environ trente ans, le médecin de la famille avait déjà depuis des années soupçonné une cholélithiase, des douleurs survenant par accès dans la région gastrique. Plusieurs fois on l'avait envoyé à Karlsbad. Finalement, voyant les douleurs et la fièvre s'aggraver, le patient vint de Roumanie à Vienne. Je constatai chez le malade fébricitant (depuis quinze jours il avait de la fièvre avec un seul frisson initial) une tumeur dure, sensible à la pression, dans la région de la vésicule biliaire ; ni ictère, ni ascite, ni collapsus. Je conseillai l'opération immédiate qui ne fut acceptée que huit jours après, lorsque l'état général s'était fortement aggravé ; elle fut pratiquée par le professeur *Hochenegg*. On trouva une perforation de la vésicule biliaire dans la cavité abdominale, avec pseudomembranes tout autour. Dans la vésicule, nombreux calculs gros et petits, baignant dans un liquide putride et fétide. Guérison.

L'*obstruction chronique du canal cystique* est caractérisée par une tumeur (hydropisie) de la vésicule biliaire, souvent avec douleurs gastriques. On ne constate ni gonflement du foie, ni ictère, ni calculs dans les fèces. Le lobe du foie en languette de *Riedel* s'observe souvent.

Nous ferons remarquer ici que les signes diagnostiques que nous venons de mentionner sont relevés dans un certain nombre de cas, mais que chez beaucoup de malades, chez lesquels des médecins autorisés avaient cru pouvoir fonder un diagnostic sur les symptômes sus-mentionnés, l'opération ou l'autopsie ont révélé des lésions qui n'étaient nullement en rapport avec le diagnostic présumé.

Somme toute, il faut affirmer que l'apparition d'une vésicule biliaire palpable, au premier accès, indique un processus inflammatoire grave de la vésicule biliaire qui peut être séreux ou purulent.

L'existence d'une vésicule biliaire palpable dans la cholélithiase récidivante chronique fait penser le plus souvent à une hydropisie de la vésicule, si l'ictère manque, plus rarement à un empyème de la vésicule; le même diagnostic se pose lorsqu'il y a ictère du type infectieux provoqué par des calculs du canal cystique ou du col de la vésicule. La disparition de la tumeur formée par la vésicule biliaire, lorsque l'ictère persiste ou s'aggrave, indique une progression de l'obstacle du canal cystique vers le duodenum (dans le cholédoque). La fièvre à caractère intermittent avec frissons peut apparaître chaque fois qu'il s'agit d'un calcul où qu'il siège; cette fièvre parle en faveur d'une suppuration.

Diagnostic différentiel. — Existe-t-il des coliques, il faut penser à la possibilité de coliques néphrétiques lorsque les mictions sont fréquentes et peu abondantes, avec ténesme rectal, douleurs irradiées le long de l'uretère, sensibilité à la pression du rein, souvent aussi des uretères.

L'appendicite se distingue par sa localisation plus basse et plus latérale ; la matité se trouve au-dessus de la fosse iliaque droite ; souvent on réussit à palper l'appendice épaissi.

Dans les coliques intestinales on remarque souvent du météorisme ; la pression sur le ventre calme la douleur ; les accès douloureux disparaissent après la cessation des borborygmes, et on rencontre souvent (dans les rétrécissements) une augmentation du péristaltisme (*sensation de corde intestinale.*)

Le rein mobile se distingue de l'hydropisie de la vésicule biliaire par sa forme ; lorsqu'il y a hydronéphrose, il est vrai, la forme peut être la même que celle de la vésicule biliaire hydropique. La possibilité de changements de position (au-dessous du foie par exemple), la disparition de la tumeur, lorsque le colon et l'intestin grêle sont distendus au-devant d'elle, feront soupçonner une affection rénale ; dans les mêmes conditions la vésicule biliaire resterait palpable.

Les tumeurs du pylore et de l'estomac pourront surtout être reconnues par l'insufflation de l'estomac et de l'intestin et par le résultat de l'examen chimique du contenu gastrique, souvent aussi par les antécédents (hématémèse, mélæna, etc.) et par la palpation (induration).

Les échinocoques du foie se révèlent souvent par les commémoratifs (absence des douleurs, augmentation lente de la tumeur avec état général relativement bon, possibilité d'une contamination de cette nature).

S'agit-il d'une tumeur du mésentère? elle ne revient pas toujours à son point de départ, lorsqu'on la déplace, comme le fait une tumeur de la vésicule biliaire.

Le carcinome de la vésicule biliaire et du foie se différencie de la cholécystite par la dureté remarquable du rebord du foie dans la région de la vésicule et parfois aussi par l'ascite qu'il occasionne.

Les coliques dues à des calculs biliaires sont susceptibles de simuler une gastralgie hystérique.

Une demoiselle de quarante ans m'avait à plusieurs reprises consulté pour des crampes d'estomac. Mon premier diagnostic était cholélithiase, car je constatai une résistance légèrement sensible à la pression, au niveau de la région de la vésicule biliaire. Les années suivantes, nous pensâmes, mes confrères et moi, à des douleurs purement névropathiques, car il n'y avait ni ictère, ni tumeur, ni vomissements, et par la suggestion on arrivait à modifier considérablement l'intensité des accès. Lorsque je revis la malade, quelques années après, je constatai à nouveau une légère sensibilité à la pression dans la région de la vésicule, un peu d'ictère et une stagnation anormale des aliments dans l'estomac.

Diagnostic : cholélithiase (avec gros calcul), adhérences de la vésicule ou du canal cystique. A l'opération, pratiquée par M. *Schnitzler*, on constata la présence dans la vésicule d'un calcul de volume d'une noix et l'oblitération du canal cystique.

Guérison sans incident.

La malade n'a plus eu de douleurs, et depuis un an elle a augmenté de 25 kilogrammes.

Indications des interventions opératoires. — On ne s'accorde pas sur ces indications. Ceux qui déclarent que toutes les fois qu'il y a calculs biliaires il faut procéder à l'opération pour enlever les calculs (*Winiwarter*) ont beaucoup de contradicteurs. Quand on pense combien l'existence de calculs est fréquente sans que les personnes atteintes en souffrent, on est porté à penser que c'est aller trop loin et à approuver Körte lorsqu'il dit : « On ne se décidera à opérer que d'après la modalité et le degré des phénomènes inflammatoires suscités d'une façon périodique ou permanente par les calculs. » *Riedel* conseille l'opération hâtive dans la cholélithiase ; l'indication coïncide alors avec l'apparition d'un accès de colique hépatique, à moins que, pendant et immédiatement après l'accès, de petits calculs aient été éliminés. Cette indication, d'après beaucoup d'auteurs et à mon avis, est trop rigoureuse, car il y a beaucoup de sujets qui n'ont jamais eu qu'un seul accès cholélithiasique sans jamais avoir rejeté de calculs et sans avoir éprouvé de troubles ultérieurs. Si l'accès se passe sans signes d'une infection grave, on peut surseoir à l'opération, comme le font beaucoup de chirurgiens. L'affirmation de *Riedel* que les 9 dixièmes des cas exigeraient un traitement chirurgical demande des preuves plus concluantes que celles fournies jusqu'à présent. *Kehr* croit l'intervention inévitable : 1° dans la cholécystite purulente aiguë et dans l'oblitération cystique chronique, car le traitement médical dans ces cas n'a aucune chance de succès; 2° lorsque les coliques ou les douleurs ne cessent pas et lorsque le traitement médical n'a rien donné, surtout si, par suite de sa maladie, le patient ne peut plus subvenir à ses besoins ou s'il est devenu morphinomane et désire lui-même l'opération; 3° lorsqu'il y a soupçon de carcinome (tumeur dure de la vésicule biliaire) ou lorsqu'on a des raisons de penser à une perforation ou à une suppuration dans le voisinage des voies biliaires.

Il faut sans conteste accepter la première indication de *Kehr;* en effet l'intervention est indiquée aussi bien dans l'obstruction paisible du cholédoque, ainsi dénommée par Fink (ictère chronique sans fièvre avec amaigrissement, décoloration des matières fécales, tous symptômes consécutifs à un accès de colique violente) que dans l'obstruction du cholédoque avec infection.

Quand on soupçonne une complication suppurative, l'augmentation rapide du nombre des leucocytes sera en faveur d'une intervention hâtive;

cela est à considérer dans l'empyème chronique apyrétique de la vésicule biliaire.

Quant à la deuxième indication, elle trouve surtout son application chez les sujets peu fortunés, qui sont dans l'obligation de travailler quand même et que leur maladie déprime fortement au physique et au moral; on pourra être appelé à opérer dans de tels cas, alors que le diagnostic n'a pas pu être posé avec une absolue certitude. Il faut conseiller l'intervention chirurgicale avec insistance lorsque, outre les douleurs, il y a aussi stase gastrique exagérée et d'autres signes d'une obstruction provoquée par la coudure du pylore (mouvements péristaltiques anormaux, vomissements), complication qui irait s'aggravant si on n'intervenait pas. Relativement à la troisième indication, *Kehr* lui-même est sceptique et, d'après mon expérience, je dois faire observer que, lorsque le premier soupçon de carcinome surgit, ce dernier a déjà pris de telles proportions que l'opération est inutile.

Quant au moment de l'intervention, dans un cas d'ictère persistant, l'opinion d'Ewald mérite d'être prise en considération : ne pas attendre un mois pour opérer; tarde-t-on davantage? les chances de guérison diminuent après l'acte opératoire; les réunions sont précaires ou ne se font pas du tout; les points de sutures cèdent; il y a tendance aux hémorragies, etc

Méthodes opératoires employées. — Lorsque la paroi est saine, la vésicule biliaire est ouverte par la cystostomie qui est pratiquée d'emblée, rarement en deux temps; les calculs sont enlevés de la vésicule biliaire et du canal cystique à la pince ou à la cuiller. Dans les cas de calculs cystiques il faut souvent faire l'incision simultanée du canal cystique (cysticotomie) et de la vésicule biliaire. L'extirpation de la vésicule biliaire (cystectomie) est beaucoup plus dangereuse; elle est surtout pratiquée lorsque le tissu de la vésicule est ratatiné, friable ou traversé par des fistules, que la vésicule contienne des calculs ou non, et lorsque le canal cystique est oblitéré ou obstrué par un calcul sur un trajet très long. Parfois on crée une anastomose entre la vésicule biliaire et l'intestin (cholécystentérostomie). Cette opération se fait lorsque dans l'obstruction chronique du cholédoque ce dernier n'est pas accessible. On opère en un ou deux temps pour remédier aux processus suppuratifs du voisinage et à la perforation de la vésicule; on tarit d'abord la suppuration et on ouvre ensuite la vésicule ou on établit une fistule vésiculaire.

Dans l'obstruction chronique du cholédoque on procède à l'ouverture de ce dernier par une incision (cholédocotomie) avec drainage consécutif de l'hépatique, ce qui constitue l'opération la plus difficile des voies biliaires. Si la vésicule biliaire est adhérente à la paroi abdominale, on incise simplement la vésicule. Presque dans toutes les opérations du système biliaire le drainage est nécessaire.

Contre-indications. — Lorsque les troubles sont insignifiants et les accès rares, l'intervention est contre-indiquée.

De légers accès répétés avec ictère et élimination fréquente de petits calculs permettent de temporiser, surtout lorsque entre deux accès il y a un intervalle exempt de tout trouble.

L'ascite parle contre l'opération dans la lithiase biliaire.

Chez des personnes atteintes de diabète ou très obèses, dans l'artériosclérose avancée, dans les cardiopathies, les affections pulmonaires graves, l'intervention chirurgicale est contre-indiquée. L'âge avancé ne contre-indique pas l'opération d'une manière absolue (*Naunyn*, *Riedel*).

L'obstruction aiguë du cholédoque (apparition d'un ictère après un accès typique de colique avec cessation des douleurs, etc. : voir le diagnostic spécial) peut se terminer par la guérison même au bout de plusieurs semaines ; par conséquent, lorsqu'on a diagnostiqué une obstruction aiguë du cholédoque, il est permis d'attendre.

Un ictère intense dure-t-il depuis plusieurs mois (ictère bronzé) avec ou sans hémorragies répétées des muqueuses, l'intervention est contre-indiquée, notamment chez des personnes âgées, à cause du grand danger des hémorragies.

Dans les cas de carcinome avancé des voies biliaires l'intervention opératoire doit être déconseillée. Plusieurs de mes malades n'ayant qu'une infiltration modérée du rebord du foie voisin de la vésicule biliaire, sont morts dans les premiers jours après l'opération.

Dangers et suites fâcheuses de l'opération. — La mortalité oscille considérablement selon la gravité de l'intervention nécessaire. *Kehr* sur 720 laparotomies a eu 112 morts (15,5 0/0). Les opérations conservatrices (cystostomies, cysticotomies, cystendyses) sont les moins dangereuses avec une mortalité de 2 0/0 : puis vient l'extirpation de la vésicule biliaire avec une mortalité de 3 0/0. Les cholédocotomies sont plus dangereuses (9 cas de mort sur 137 opérés, ce qui fait 6 1/2 0/0). Lorsqu'on est obligé de pratiquer en même temps des opérations sur d'autres organes (estomac, intestin, pancréas, etc.), ou lorsqu'il y a des complications graves (péritonite suppurative diffuse, angiocholécystite purulente diffuse, septicémie, etc.), la mortalité augmente d'une manière colossale (sur 191 opérés, 93 cas de mort). La mortalité globale est de 15,5 0/0. La mortalité est donc particulièrement élevée lorsque la maladie se complique de carcinome ou d'angiocholécystite diffuse.

Faisons encore remarquer que dans beaucoup de cas il n'est pas possible de poser un diagnostic certain ; quant au pronostic on ne saurait avant l'opération dire avec certitude s'il s'agit d'une modalité de cholélithiase n'exposant qu'à une mortalité opératoire minime ou, au contraire, d'une forme compliquée rendant les risques opératoires beaucoup plus sérieux. Parfois il persiste pendant longtemps une fistule qui laisse couler un liquide bilieux ou muqueux; finalement ces fistules se tarissent presque toujours. Si quelques calculs n'ont pas été enlevés ou si de fortes adhérences avec coudure du canal cystique et une sécrétion profuse de mucus existent, force est souvent de pratiquer plusieurs opérations.

Au cas d'hémorragie post-opératoire ou encore lorsque le pylore et le duodénum ont subi un mouvement de torsion, des opérations secondaires s'imposent. Fréquemment il se forme dans la cicatrice opératoire des hernies.

La cholédocotomie, le drainage du canal hépatique déterminent très souvent, d'après *Kehr*, trois complications : 1° la pneumonie (dans 8 0/0 des cas); mais la plupart de ces malades guérissent; 2° la dilatation aiguë de l'estomac compliquée de vomissements, parfois aussi d'obstruction intestinale (troubles mis sur le compte de lésions de l'artère mésentérique); 3° des hémorragies cholémiques venant de l'estomac et de l'intestin et des vomissements cholémiques. Ceux-ci peuvent parfois disparaître sous l'influence de lavages, etc.

Succès des opérations. — Possibilité d'une récidive. — Dans beaucoup de cas on obtient, par l'ouverture de la vésicule et par l'ablation des calculs, une guérison complète et durable.

Même après une infection grave des voies biliaires avec fièvre intense et prolongée, l'opération peut amener une guérison radicale.

Dans un de mes cas la fièvre se maintenait élevée depuis quelques semaines, ce qui faisait craindre une septicémie grave. Dans la vésicule biliaire on trouva du pus qui sourdait aussi du canal cystique : néanmoins, la malade recouvra la santé après qu'on lui eut enlevé un grand nombre de calculs des voies biliaires et aussi après qu'elle en eut expulsé spontanément un certain nombre; il faut dire qu'elle mit longtemps à se remettre.

L'extirpation totale de la vésicule biliaire et le drainage du cholédoque donnent des résultats encore meilleurs. Dans ces cas il est rare que des calculs échappent à l'opération, qu'ils augmentent de volume et qu'ils provoquent des troubles.

La possibilité d'une réapparition de calculs après en avoir débarrassé la vésicule et les voies biliaires existe sans doute, et tous les auteurs l'admettent; mais elle est rare. Presque toujours il s'agit de calculs qui n'avaient pas été enlevés et qui, à leur tour, provoquent de nouveaux troubles; parfois il se forme des calculs autour des fils de soie laissés dans la vésicule biliaire. On voit donc qu'après l'opération des calculs peuvent encore se trouver dans les voies biliaires, mais cela n'est pas un argument à faire valoir contre l'intervention chirurgicale, car, s'il en reste, il faut incriminer la technique chirurgicale défectueuse ou d'autres raisons, comme la difficulté de l'opération. Toujours est-il que ces accidents doivent nous rendre prudents et être pris en considération, lorsque le malade veut connaître les chances de l'intervention. Quand l'indication est absolument péremptoire, ces accidents ne doivent pas nous retenir; mais, dans d'autres cas moins graves, ils nous engageront à refuser l'opération.

Ajoutons que divers accidents, notamment des adhérences, imputables à l'opération, peuvent faire souffrir le malade plus encore que les accès avant l'opération.

Beaucoup de mes malades après l'opération n'avaient plus de troubles o. de douleurs dans le ventre. Dans quelques cas il fallut intervenir à nouveau : il s'agissait apparemment de calculs non enlevés; tous ces malades ont été sauvés par l'opération.

Chez une petite fille de onze ans, c'étaient des coliques fréquentes et insupportables, remontant à plusieurs années qui avaient nécessité l'intervention opératoire; on trouva une vésicule biliaire ratatinée, vide et largement soudée au duodénum, probablement par suite d'une perforation antérieure dans l'intestin. On fit l'extirpation partielle de la vésicule et on détacha les adhérences. Disparition des douleurs, euphorie; la mine devint resplendissante.

Une autre de mes malades ayant eu antérieurement quelques crampes d'estomac était devenue squelettique, au cours d'un ictère chronique, d'intensité croissante, avec constipation, sans qu'il y eût de la sensibilité bien nette à la pression, sans tumeur appréciable dans la région de la vésicule. A l'opération (*Ewald*) on découvrit un calcul gros comme une noix et un autre moins gros. Le canal cystique était rétréci. Extirpation de la vésicule biliaire, guérison. Dans la première année qui a suivi l'opération, la malade a engraissé de 20 kilogrammes. La guérison se maintient.

Suites de l'abstention opératoire. — Dans la plupart des cas, la cholélithiase ne met pas en danger de mort et ne suscite pas des complications menaçant la vie ; elle présente par conséquent un pronostic relativement favorable. Il faut insister sur cette constatation clinique corroborée par les autopsies, parce que beaucoup d'auteurs croient que la cholélithiase proprement dite détermine, dans la plupart des cas, des accidents redoutables et parce que de cette opinion erronée résulte une indication trop formelle à pratiquer l'opération. D'après l'expérience de plusieurs cliniciens et d'après la mienne, la mortalité, si l'on temporise, n'est que minime (d'après beaucoup d'auteurs, 4 à 5 0/0). D'autres médecins tablant, il est vrai, sur un nombre de cas relativement petit, ont noté une mortalité plus grande. Ainsi *Binder*, sur 96 cas, dont 52 ont été observés pendant un temps assez long, a vu 11 cas de mort. Nous avons déjà dit plus haut quels sont les complications et accidents fâcheux.

Le carcinome de la vésicule biliaire est une des

suites néfastes de la cholélithiase non opérée. Malheureusement, ainsi que beaucoup de cliniciens l'ont remarqué, et je suis de leur avis, cette complication survient justement dans des cas où les calculs n'avaient pas occasionné de troubles.

Le pronostic devient évidemment plus grave lorsque interviennent des complications (suppurations, ictère grave de longue durée, péritonite, perforation des voies biliaires).

Bien que l'affection ne guérisse qu'exceptionnellement sans opération il est hors de doute que dans beaucoup de cas (à l'exception de ceux où l'opération est urgente, voir plus haut) des cures diététiques et thermales, etc., peuvent atténuer les phénomènes morbides et donner toute satisfaction aux malades et aux médecins.

BIBLIOGRAPHIE

Kehr, *Cholelithiasis* (*Handbuch der praktischen Chirurgie* von Bergmann, Mikulicz und Bruns, 2. Auflage, Bd. III; Stuttgart, 1903; — und *Chirurgische Behandlung der Gallensteinkrankheit, Deutsche Klinik*).

Körte, *Indicationen zur chirurgischen Behandlung der Cholelithiasis und Cholecystitis* (*Deutsche med. Wochenschrift*, 1903, n° 15).

Fink, *Erfolge der Karlsbader Kur und der chirurgischen Behandlung des Gallensteinleidens*. Braumüller, Wien und Leipzig, 1903.

Riedel, *Die Pathogenese, Diagnose und Behandlung des Gallensteinleidens*. G. Fischer, Jena, 1903.

LANGENBUCH, *Chirurgie der Leber und der Gallenblase* (*Deutsche Chirurgie*, Stuttgart, 1898).

NAUNYN, *Klinik der Cholelithiasis*, Leipzig, 1892.

QUINCKE u. HOPPE-SEYLER, *Krankheiten der Leber* (*Handbuch der speciellen Pathologie u. Therapie* herausgegeben von Nothnagel ; Wien 1899).

LEJARS, *Contribution à l'étude des indications de la cholécystotomie* (*Revue de chirurgie*, 1896, n° 9).

NAUNYN, *Ueber die Vorgänge bei der Cholelithiasis, welche die Indicationen zur Operation entscheiden* (*Mitteilungen a. d. Grenzgeb. d. Med. u. Chir.*, Bd. IV).

HERRMANN, *Beiträge zur Frage : Ist die Cholelithiasis intern oder chirurgisch zu behandeln ?* (*Ibidem.*)

LÖBKER, *Meine Erfahrungen auf dem Gebiete der Pathologie und chirurgischen Therapie der Cholelithiasis* (*Ibidem*).

MERK, *Beiträge zur Pathologie und Chirurgie der Gallensteine* (*Ibidem*, Bd. IX).

PETERSEN, *Gallensteinkrankheit* (Brun's *Beiträge zur Chirurgie*, Bd. XXIII, H. 3).

JEANNEL, *Contribution au traitement chirurgical de la lithiase biliaire* (*Arch. provinc. de chirurgie*, 1896, n° 9).

VAUTRIN, *De l'obstruction calculeuse du cholédoque* (*Revue de chirurgie*, t. XVI, p. 446).

MAYO, *Some observations on the surgery of the gall bladder* (*Annals of surgery*, oct. 1899).

RICHARDSON, *Indicationen der Gallenblasenexstirpation* (*Medical News*, 2 mai 1903).

MURPHY, *Diagnosis of gall stones* (*Ibidem*).

MAYO, *Operationen an der Gallenblase und den Gallenwegen* (*Boston medic. and surgical Journal*, 21 mai 1903).

F.-A. BERG, *The indications for the surgical treatement of cholelithiasis* (*Medical Record*, 1902, n° 18).

MILHIET, *De la cholécystectomie dans la lithiase biliaire.* Thèse de Paris, 1902.

TERRIER et AUVRAY, *Chirurgie du foie et des voies biliaires.* Paris, 1901, Félix Alcan.

PAUCHET, *Chirurgie des voies biliaires.* Paris, 1900, Baillière et fils.

APPENDICE

I. — HYDROPISIE DE LA VÉSICULE BILIAIRE

Étiologie. — La maladie est due à une obstruction du canal cystique, soit que ce dernier ait été oblitéré par un calcul ou par une adhérence cicatricielle, soit par une coudure. Très souvent la compression du canal cystique ou du cholédoque est occasionnée par une tumeur maligne siégeant au niveau du hile du foie.

Remarques anatomo-pathologiques. — La vésicule biliaire, souvent très dilatée, à paroi très amincie, est remplie d'un liquide incolore, filant. Le canal cystique est devenu imperméable à la suite d'une des causes énumérées dans le chapitre précédent.

Remarques cliniques. — L'hydropisie de la vésicule biliaire n'est qu'un symptôme concomitant d'un autre processus morbide. Elle se reconnaît à l'apparition d'une tumeur sphérique ou piriforme qui surplombe le bord inférieur du foie. La tumeur se déplace pendant la respiration ; elle est souvent mobilisable, mais revient toujours à sa position primitive au-dessous du foie; elle n'est pas sensible à la pression. Elle a une consistance élastique et laisse rarement découvrir de la fluctuation. Souvent il y a de l'ascite (lorsque c'est un néoplasme qui est en cause), parfois de l'ictère.

De volumineuses collections liquides peuvent

seules prêter à confusion. Les kystes de l'ovaire partent du petit bassin ; on reconnaît l'endroit d'où ils émergent. Les hydronéphroses ont pour point de départ la paroi postérieure de l'abdomen et présentent un état de réplétion rapidement variable. Les kystes hydatiques pédiculés du foie s'accroissent lentement, mais ne se laissent pas distinguer avec certitude de l'hydropisie de la vésicule biliaire. Dans la néphroptose on a la forme d'un rein qui se laisse remettre en place. Néanmoins, dans un cas de grosse vésicule biliaire excessivement mobile, nous avions, plusieurs chirurgiens et moi, pensé tout d'abord à un rein mobile avec hydronéphrose jusqu'à ce qu'une observation clinique assez prolongée et finalement une laparotomie nous aient permis de porter le diagnostic exact d'hydropisie de la vésicule due à une cholélithiase, et d'instituer le traitement nécessaire.

Indications des interventions chirurgicales. — L'hydropisie non inflammatoire de la vésicule biliaire ne nécessitera une intervention chirurgicale (incision après laparotomie et établissement d'une fistule ou ablation de la vésicule) que lorsque, par suite d'une dilatation rapide de la vésicule, il y a menace de sa rupture ou lorsque, par suite de la compression des organes voisins, surviennent des troubles graves (envie continuelle de vomir, sensation vive de tension, troubles intestinaux graves, etc.).

Contre-indications. — Il faut rejeter toute ponction sans laparotomie, parce qu'il y a danger d'une péritonite due au suintement ultérieur du liquide. Si l'hydropisie n'est pas trop prononcée et si l'affection primitive ne peut pas être guérie par l'opération (néoplasme métastatique ou néoplasme inopérable au niveau du hile du foie), l'intervention chirurgicale est contre-indiquée comme inutile. L'âge, l'athéromasie, un ictère ancien avec hémorragies des muqueuses parlent contre l'opération.

Dangers de l'opération. — L'incision de la vésicule biliaire (cholécystotomie) est un procédé peu dangereux; elle ne peut guère devenir mortelle que si les sutures cèdent en occasionnant une péritonite ou si d'autres maladies la compliquent.

L'extirpation de la vésicule biliaire est beaucoup plus dangereuse.

Suites de l'abstention opératoire. — Si la tumeur augmente très rapidement, il peut survenir une rupture de la vésicule avec péritonite (fait très rare). Autrement la marche est subordonnée à l'affection primitive; le plus souvent l'hydropisie de la vésicule biliaire joue un rôle tout à fait secondaire dans le tableau de la maladie générale.

BIBLIOGRAPHIE

Quincke, *Krankheiten der Leber* (Nothnagel's *Handbuch der speciellen Pathologie u. Therapie*. Wien, 1899).

LANGENBUCH, *Chirurgie der Leber und Gallenblase* (*Deutsche Chirurgie*, F. Enke, Stuttgart, 1898).
MARTIN, *Diagnostik der Bauchgeschwülste* (*Deutsche Chirurgie*, F. Enke, Stuttgart, 1903).
TERRIER et AUVRAY, *Chirurgie du foie et des voies biliaires*. Paris, 1901, Félix Alcan.
MACHARD, *Des dilatations et ruptures spontanées de la vésicule biliaire* (*Arch. génér. de médecine*, 1900).

II. — CHOLÉCYSTITE. — EMPYÈME DE LA VÉSICULE BILIAIRE

Étiologie. — L'inflammation de la vésicule biliaire est d'origine bactérienne. Souvent elle est consécutive à des maladies infectieuses graves (fièvre typhoïde, pneumonie, dysentérie, pyémie, etc.). La cholélithiase, les corps étrangers (vers intestinaux), les obstacles à l'écoulement de la bile sont des causes fréquentes.

Remarques anatomiques. — La cholécystite n'est d'ordinaire qu'un phénomène partiel d'une angiocholite généralisée. La vésicule, dilatée lorsque le processus pathologique est récent, est souvent ratatinée dans les cas très anciens. Le contenu de la vésicule est tantôt muco-bilieux et tantôt purulent. Il n'est pas rare de voir se produire à la suite d'ulcération, une perforation de la vésicule biliaire. Comme très souvent il y a, dans ces cas, des adhérences de la vésicule, la perforation se fait habituellement dans une cavité préformée et peut plus tard aussi donner lieu à la formation d'une fistule vésiculo-intestinale.

Remarques cliniques. — La sensibilité et le gonflement sont les symptômes principaux de la cholécystite. La douleur est spontanée, mais existe aussi surtout à la pression dans la région de la vésicule biliaire. A l'inspiration profonde, la vésicule biliaire distendue se reconnaît surtout à sa forme en poire; parfois cependant, quand elle est adhérente au mésentère, elle est difficile à palper. Souvent elle se déplace pendant la respiration, mais cela n'est pas un fait constant. Fréquemment il y a de la fièvre, continue ou rémittente, parfois nettement intermittente (notamment lorsqu'il y a suppuration). Il est fréquent d'observer des symptômes d'irritation péritonéale (vomissements, météorisme, paralysie passagère de l'intestin) et des symptômes généraux graves; le développement, la gravité d'un ictère concomitant dépendent de l'étendue et de l'intensité de l'angiocholite coexistante.

Diagnostic et diagnostic différentiel. — Si les symptômes principaux existent, si la cholélithiase, d'après les antécédents, est certaine ou encore si les phénomènes se sont développés au cours d'une fièvre typhoïde, le diagnostic est facile à poser.

Le diagnostic *de perforation* est d'habitude possible lorsque la douleur a subi une aggravation extraordinaire et subite avec vomissements, augmentation de la fréquence du pouls, abaissement de la température, état de collapsus. Dans les cas que j'ai eu l'occasion d'observer, les téguments de l'abdomen étaient fortement tendus, de telle sorte que la palpation devenait impossible. Dans la plupart des cas on trouve du liquide libre dans la cavité abdominale, dès les premières heures qui suivent la perforation.

Le diagnostic différentiel se fait surtout avec l'appendicite, la colique néphrétique, l'ulcère rond de l'estomac se perforant lentement et avec des tumeurs de l'intestin occasionnant un arrêt des matières fécales. Dans l'appendicite il y a une tuméfaction qui reste immobile pendant la respiration, siégeant profondément sur l'os iliaque, et les signes de cholélithiase manquent dans les antécédents. La colique néphrétique se caractérise par le ténesme, par la présence de traces de sang dans l'urine et par l'oligurie; dans l'ulcère de l'estomac se perforant lentement, on constate une tuméfaction qui reste fixe pendant la respiration et on trouve dans les antécédents des hématémèses; quant aux tumeurs intestinales elles se reconnaissent, abstraction faite des antécédents, par l'absence fréquente d'une sensibilité marquée à la pression et par un péristaltisme exagéré.

Indications des interventions opératoires. — Toutes les fois qu'on admet l'existence d'une inflammation purulente, l'ouverture de la vésicule biliaire est indiquée. On se décidera à une intervention hâtive, surtout quand la tumeur, fortement tendue et très douloureuse, s'est développée rapidement, quand la fièvre est continue, élevée ou rémittente, quand il y a frisson, ictère, leucocytose marquée, surtout si l'affection est consécutive à une fièvre typhoïde, car cette dernière amène souvent la perforation de la vésicule biliaire.

Lorsqu'une perforation aiguë de la vésicule est à craindre, par suite de la présence des phénomènes sus-indiqués, l'opération (laparotomie) est urgente.

Lorsque les phénomènes cliniques parlent en faveur d'une cholécystite (non purulente) due à une cholélithiase, les mêmes interventions sont indiquées, exactement comme pour les cas de lithiase biliaire.

Contre-indications. — Si les premières vingt-quatre heures après la perforation aiguë, reconnue cliniquement, sont déjà passées et que le malade se trouve dans un collapsus profond, l'intervention est à déconseiller, car elle peut être suivie d'un *shock opératoire mortel*.

Si la cholécystite n'est qu'un phénomène partiel d'une pyémie généralisée, il faut plutôt s'abstenir d'ouvrir la vésicule biliaire.

Dans le cas où l'inflammation de la vésicule biliaire n'est qu'un épiphénomène d'un carcinome des voies biliaires, il ne faut pas opérer.

Dans le diabète, l'artériosclérose, les affections

graves des poumons et du cœur, les interventions opératoires seront laissées de côté, à moins qu'il n'y ait danger de mort (perforation aiguë).

Dangers et succès de l'opération. — Dans beaucoup de cas l'opération est suivie d'une guérison complète. Mais parfois la mort survient immédiatement après l'intervention par suite du shock opératoire ou par suite de complications. On observe rarement l'établissement de fistules qui sécrètent pendant longtemps.

Dans un de mes cas concernant une jeune fille d'environ vingt ans il était survenu une douleur excessivement violente dans la région de la vésicule biliaire après une fièvre de plusieurs jours accompagnée de frissons; la palpation permettait de découvrir une tumeur diffuse ; on notait une forte fièvre et de l'ictère; le pouls était fréquent, la langue saburrale ; dans la cavité abdominale on trouvait du liquide libre. Diagnostic clinique : empyème de la vésicule biliaire, perforation. A l'opération faite par M. *Lotheissen* on constata une tuberculose du péritoine et un épaississement du mésentère qui adhérait au foie. Le jour suivant, la malade succomba. A l'autopsie, on trouva, caché derrière la partie adhérente du mésentère, un empyème de la vésicule biliaire perforée.

Suites de l'abstention opératoire. — Il peut se développer une péritonite généralisée, soit par suite d'une perforation, soit par suite de la propagation par contiguité du processus inflammatoire. L'empyème peut aboutir à une septicémie. Il se développe souvent, l'inflammation gagnant de proche en proche, des adhérences étendues, parfois aussi des fistules entre la vésicule et l'intestin grêle ou entre elle et la paroi abdominale.

BIBLIOGRAPHIE

QUINCKE, *Erkrankungen der Leber und Gallenblase* (Nothnagel's *Handbuch der speziellen Pathol. u. Therapie*, Bd. XVIII, Wien, 1899).

DUNGERN, *Cholecystitis typhosa* (*Münchener med. Wochenschrift*, 1897, n° 26).

HAWKINS, *On jaundice and on perforation of the gallblader in typhoid fever* (*Medico-chirurg. Transact.*, 1897, Bd. LXXX).

LANGENBUCH, *Chirurgie der Leber und Gallenblase*, 2. Teil, Stuttgart, 1897.

PRUSZYNSKI, *Pathogenese der Erkrankungen der Gallenwege und die Indikationen zu deren chirurgischer Behandlung* (*Wiener klin. Wochenschr.*, 1904, n° 11).

W. THOMSON, *Cholelithiasis, Cholecystitis* (*New-York med. Journ.*, 1902, 19 april).

TERRIER et AUVRAY, *Chirurgie du foie*, Paris, 1901.

III. — OCCLUSION INTESTINALE PAR CALCUL BILIAIRE

Étiologie. — L'affection est plus fréquente chez la femme que chez l'homme.

Remarques anatomo-pathologiques. — Les calculs qui provoquent l'occlusion ont le plus souvent un volume dépassant celui d'un œuf de pigeon, atteignant même celui d'un œuf de poule, et pénètrent dans l'intestin grâce à la formation d'une fistule, le plus fréquemment dans le duodénum (28 fois sur 30 cas autopsiés), rarement dans le côlon. L'enclavement s'effectue le plus souvent dans la région de la valvule de *Bauhin*, puis dans le duodénum et le jéjunum ; il dépend non seulement de la lumière de l'intestin, mais aussi de la forme du calcul.

L'incarcération du calcul se produit plus facilement lorsqu'il y a déjà un rétrécissement intestinal dû à d'autres causes. Parfois on constate une péritonite localisée au niveau du siège de l'incarcération, souvent il faut admettre une contraction spasmodique de l'intestin à cet endroit.

Remarques cliniques. — Habituellement l'occlusion suit immédiatement une colique hépatique. Souvent les antécédents sont ceux d'une cholélithiase. Il existe des crampes d'estomac plus ou moins fréquentes, avec vomissements, avec ou plus souvent sans ictère consécutif; parfois il y a élimination de calculs.

Quelquefois il existe dans la région de la vésicule biliaire une douleur poignante qui précède l'occlusion (péritonite localisée, lorsqu'il y a formation de fistule). L'enclavement du calcul peut se produire à n'importe quel niveau du tractus intestinal, du pylore à l'anus; aussi les symptômes sont-ils très variables.

Lorsque le calcul siège dans la partie supérieure

du tube intestinal, les phénomènes gastriques prédominent (vomissements fréquents et bilieux, développement d'une dilatation aiguë de l'estomac, amaigrissement rapide, absence de météorisme, obstruction complète pour les matières fécales et les gaz, l'abdomen étant rétracté). Lorsqu'il siège, au contraire, dans les parties inférieures de l'intestin grêle, l'affection débute par des douleurs ; plus tard il y a un peu de sensibilité à la pression ; d'une façon assez précoce les vomissements apparaissent, bientôt fécaloïdes. L'obstruction complète ne tarde pas à survenir, mais néanmoins les gaz peuvent parfois passer (*Naunyn*). Les anses intestinales distendues occupent de préférence la région de l'ombilic, tandis que les parties latérales sont plutôt déprimées. Le calcul est parfois accessible à la palpation comme une tumeur, et le médecin ou le malade observe quelquefois sa progression. Quand il siège dans le gros intestin, on constate du météorisme dans les hypochondres. Les vomissements et le collapsus n'apparaissent que tardivement, lorsque le calcul séjourne dans l'intestin grêle. Les phénomènes d'obstruction intestinale présentent souvent une intermittence marquée.

Si la péritonite s'y associe, la fréquence du pouls augmente ; il survient de la fièvre ; la langue devient saburrale ; le météorisme augmente rapidement, et on trouve un épanchement libre dans la cavité abdominale.

Le **diagnostic** s'impose lorsqu'il s'agit d'un malade atteint de cholélithiase et lorsque les accidents ont éclaté immédiatement après un accès franc de colique hépatique. Si l'affection a son siège dans l'intestin grêle, et si on peut palper le calcul comme une tumeur qui, à la longue, change de place et qui finalement se fixe dans la région iléo-cæcale, le diagnostic gagne en probabilité. Ce qui est surtout caractéristique, c'est l'apparition intermittente des phénomènes d'obstruction intestinale, l'échappement de flatuosités lorsque l'obstruction est complète pour les matières fécales et qu'il y a même vomissements fécaloïdes, enfin la découverte du calcul par le toucher rectal.

Indications des interventions opératoires. — Naunyn conseille de reculer en général l'opération, car l'affection est relativement bénigne, et sa marche sujette à des changements. On se décidera à l'opération surtout lorsque l'obstacle est supposé se trouver au niveau de la valvule iléo-cæcale.

D'autres auteurs, notamment les chirurgiens, sont d'un autre avis. Étant donnée la forte possibilité d'une erreur de diagnostic, on serait porté à adopter la proposition suivante (*Koerte*) : d'abord il faut instituer un traitement par l'opium, des lavages d'estomac et des irrigations de l'intestin. Mais si au plus tard au bout de quarante-huit heures on n'a pas vu la fin des vomissements, si le faciès reste grippé, si les douleurs et la distension abdominales persistent, il faut procéder à l'opération. Cette dernière consiste dans la laparotomie avec ouverture de l'intestin, et elle est faite le plus souvent sous chloroforme, plus rarement avec anesthésie locale.

Contre-indications. — Si la péritonite est déjà manifeste et le malade très affaibli (par la longue durée de l'affection), le chirurgien refusera le plus souvent d'intervenir. Lorsque le diagnostic d'occlusion intestinale par calcul biliaire est probable et qu'on voit le malade les premières heures après le débutde la maladie, l'opération immédiate n'est pas généralement indiquée; le cas échéant, elle doit se faire seulement au bout de quarante-huit heures (Voir plus haut).

Dangers et succès de l'opération. — Si l'on n'opère que les cas les plus graves, le pourcentage de la mortalité est très élevé. Depuis 1891, on a plusieurs fois pratiqué des opérations précoces.

Dans les 34 cas opérés depuis 1891 à 1900, le chiffre des cas guéris dépasse 50 0/0. Il semble, au premier abord, que le pourcentage des cas opérés et guéris n'est pas plus élevé que celui des cas non opérés, mais il est très probable que ces chiffres ne s'appliquent pas à des cas identiques, c'est-à-dire que, par l'opération, on a pu sauver des malades qui, sans elle, auraient succombé. Le plus souvent, on signale le collapsus et la péritonite comme causes de la mort; ils sont d'autant plus à craindre qu'on opère plus tardivement.

Pronostic dans l'abstention de l'opération. — *Schüller* trouve 44 0/0 de guérisons spontanées dans 150 cas; *Courvoisier* en note 56 0/0 dans 125 cas; *Kirmisson* et *A. Borchard* ont noté une mortalité de 70 0/0 sur 105 malades. Même après l'élimination des calculs, les malades peuvent succomber à des ulcérations de l'intestin avec diarrhées rebelles ou à une perforation; ou bien ils peuvent avoir beaucoup à souffrir des suites des ulcérations.

BIBLIOGRAPHIE

HONIGMANN, *Ueber Gallenstein-Ileus. Zusammenfassendes Referat* (*Centralbl. f. d. Grenzgebiete d. med. u. Chir.*, 1900).

GARIN, *Contribution à l'étude des complications de la lithiase biliaire* (*occlusion intestinale*). Thèse de Paris, 1897.

KIRMISSON et BORCHARD, *De l'occlusion intestinale par calculs biliaires* (*Arch. génér. de méd.*, Paris, 1892).

KÖRTE, *Ueber den Darmverschluss durch Gallensteine* (*Archiv. f. klin. Chir.*, Bd. XLVI, p. 321).

KÖRTE, *Operativ geheilter Fall von Gallenstein-Ileus* (*Deutsche med. Wochenschr.*, 1894, p. 171).

NAUNYN, *Ileus* (*Mitteil. a. d. Grenzgeb. d. Med. u. Chirurgie*, Bd. I).

REHN, *Gallenstein-Ileus* (*Archiv f. klin. Chir.*, Bd. LX).

BRADBURG, *Two cases of obstruction of the small intestine by gall stones* (*Brit. med. Journ.*, 1897, p. 796).

NOTHNAGEL, *Erkrankungen des Darmes. Obturation durch Gallensteine*, 2. Auflage, p. 375. Wien, 1903.

2. — LE CARCINOME DE LA VÉSICULE BILIAIRE

Étiologie. — Le carcinome de la vésicule biliaire se développe particulièrement souvent chez des malades atteints d'une cholélithiase invétérée, notamment après l'âge de quarante ans.

Remarques anatomo-pathologiques. — Le carcinome de la vésicule biliaire peut naître sur n'importe quel point de la vésicule et il tend à se propager prématurément au foie soit sous la forme infiltrée et diffuse. soit sous la forme de nodules circonscrits. Le canal cystique présente, lorsque l'affection est avancée, une infiltration diffuse. Les ganglions lymphatiques du hile du foie participent fréquemment et très tôt à l'affection et se fixent sur les canaux cholédoque et hépatique. Le squirrhe est la forme de tumeur la plus fréquente.

Remarques cliniques. — Dans beaucoup de cas, la maladie n'offre pas de symptômes au début, et les premiers phénomènes n'apparaissent que lorsque le tissu hépatique est secondairement atteint.

Une douleur locale et spontanée constitue un symptôme précoce; à cette époque, on peut déjà souvent palper une tumeur dure, sensible à la pression, qui est formée par la vésicule biliaire; l'hydropisie de la vésicule n'est pas rare.

La tumeur est, tout au moins au début, mobile

pendant les mouvements respiratoires. Ultérieurement, on voit toujours survenir de l'ictère et un état cachectique qui augmentent de plus en plus. Dès la constatation des premiers symptômes, la marche, ainsi qu'il résulte des observations de beaucoup d'auteurs et des miennes propres, est excessivement rapide; la maladie ne dure que quelques semaines ou quelques mois.

Diagnostic et diagnostic différentiel. — Existe-t-il au niveau de la vésicule biliaire une tumeur dure et bosselée qui, dans ses contours, offre la configuration de la vésicule biliaire et se déplace pendant la respiration, le diagnostic de carcinome de la vésicule est déjà très probable et se confirme par l'infiltration du bord inférieur du foie, par l'ictère, l'ascite et l'hypertrophie du foie. La persistance de l'ictère une fois développé est d'une aide précieuse pour le diagnostic lorsque la tumeur de la vésicule biliaire est manifeste; cet ictère chronique parle en faveur du carcinome et contre l'hypothèse d'une simple cholélithiase.

L'apparition de ganglions hypertrophiés durs et douloureux (surtout au niveau du cou) corrobore le diagnostic de carcinome.

Les tumeurs du pylore sont parfois difficiles à délimiter de celles de la vésicule biliaire. La radiographie, après introduction dans l'estomac d'un tube rempli de grains de plomb, l'examen des fonctions gastriques (modifications du chimisme et ralentissement des propriétés de résorption dans les cas de tumeur de l'estomac), l'absence de leucocytose digestive (signe de carcinome de l'estomac) trancheront la question.

Indications des interventions opératoires. — Ce n'est qu'au début de l'affection qu'on peut avoir quelques chances de succès par l'intervention opératoire. Malheureusement on ne peut presque jamais reconnaître le mal à son début; ce n'est que par hasard que parfois les chirurgiens le trouvent à l'occasion d'une opération pour calculs biliaires ou d'une laparotomie pour toute autre cause. L'ablation de la vésicule biliaire malade (cholécystectomie), avec résection de fragments du foie envahis, ne doit être tentée que lorsque le néoplasme est limité, que le tissu du foie avoisinant est encore complètement ou presque complètement indemne et qu'il n'y a pas encore de métastases.

Contre-indications. — La présence de grosses tumeurs dans la région de la vésicule biliaire (en raison de la participation du foie presque toujours très marquée), l'existence d'une infiltration étendue du bord du foie et de métastases, enfin la cachexie, l'ascite et l'ictère intense contre-indiquent l'opération. Puisque, comme nous l'avons dit plus haut, le carcinome de la vésicule biliaire ne peut le plus souvent être reconnu que lorsqu'il y a déjà des infiltrations étendues du foie ou une tumeur grosse et dure, etc., nous n'avons qu'à considérer les contre-indications et non les indications de l'opération.

Succès et dangers de l'opération. — Sur 16 cas opérés (réunis par Laspeyres) dans un seul cas on n'avait pas encore constaté la récidive après huit mois, tandis que 8 malades avaient succombé à des récidives et à des métastases, et 3 à une septicémie et à une péritonite. Ce pronostic est donc, dans l'état actuel du diagnostic de la maladie, très grave.

A mon avis, il fauta ctuellement être plutôt hostile à l'intervention opératoire dans les cas de carcinome de la vésicule biliaire en raison des chances minimes de guérison.

BIBLIOGRAPHIE

LASPEYRES, *Das Carcinom der Gallenblase. Zusammenfassendes Referat* (*Centralbl. f. d. Grenzgeb. d. Med. u. Chir.*, 1901).

ROBSON, *Partial hepatectomy for primary cancer of liver* (*Brit. med. Journal*, 1898, 29 oct.).

ROLLESTON, *Malignant diseases of the gall bladder* (*The clinical Journ.*, 1897, 7 avril).

HEIDENHAIN, *Carcinom der Gallenblase* (*Deutsche Zeitschr. f. Chirurg.*, Bd. XLVII).

HOLLAENDER, *Totalexstirpation der Gallenblase wegen Carcinom* (*Deutsche med. Wochenschr.*, 1898, nº 26, p. 413).

DURET, *Tumeurs opérables de la vésicule biliaire* (*Revue de Chirurgie*, 1898, nº 11).

Terrier et Auvray *Revue de chirurgie*, 1900, février et mars.
De Saint-Fuscien, *Cancer primitif de la vésicule biliaire.* Thèse de Paris, 1897.

3. — TUMEURS DU FOIE

Étiologie. — Les tumeurs du foies ont quelques-unes congénitales, les autres secondaires (néoplasmes métastatiques) ou primitives. Les traumatismes jouent souvent un rôle étiologique important. La syphilis peut occasionner le développement de lésions volumineuses.

Remarques anatomo-pathologiques. — Ces tumeurs sont bénignes ou malignes. Les premières peuvent être de nature kystique et polykystique, soit solitaires, soit accompagnées de formations kystiques semblables dans d'autres organes de l'abdomen. Parmi les néoplasies bénignes, il faut citer surtout le fibrome, l'adénome, l'angiome et le syphilome; chacune de ces productions est parfois unique et bien limitée. Quant aux néoplasmes malins, ce sont des carcinomes et des sarcomes primitifs ou secondaires.

Une des formes primitives de carcinome (cancer massif) se présente d'habitude comme une tumeur unique dans un lobe du foie considérablement tuméfié. D'autres formes du cancer primitif sont des carcinomes nodulaires ou diffus. Les carcinomes primitifs sont de beaucoup plus rares que les secondaires.

Remarques cliniques. — Les kystes non parasitaires offrent les mêmes symptômes que les kystes hydatiques (Voir ces derniers). Les tumeurs bénignes du foie croissent lentement et elles sont assez souvent pédiculées ; on remarque fréquemment une sensibilité à la pression, des troubles de l'estomac et des douleurs lancinantes. Dans les néoplasmes malins la tumeur fait corps avec la substance même du foie, provoquant alors une tuméfaction diffuse de l'organe, ou bien émerge à la surface sous forme de nodules. Les voies biliaires et la veine porte peuvent être comprimées (ictère, ascite); la cachexie se manifeste dès le début. Les métastases dans le péritoine, dans le poumon et dans la plèvre sont assez fréquentes. La syphilis conduit souvent à l'augmentation diffuse du volume du foie et plus tard soit à une lobulation de l'organe, soit à la formation de grosses masses (syphilomes) qui régressent sous l'influence d'un traitement spécifique.

Diagnostic et diagnostic différentiel. — La syphilis existe-t-elle dans les antécédents, il faut toujours penser à la possibilité d'une détermination de cette nature que l'augmentation de volume du foie soit diffuse ou circonscrite. L'effet d'un traitement antisyphilitique heureux et l'existence d'un état lobulé du foie parlent en faveur de la syphilis. L'accroissement lent, la fluctuation, le résultat d'une ponction exploratrice (non exempte de danger), l'augmentation du nombre des cellules éosinophiles dans le sang, font penser au kyste hydatique. Les abcès chroniques s'accompagnent de fièvre au moins passagère ; du reste, les antécédents sont différents. Le foie kystique constitue un processus pathologique à allures chroniques ; souvent il ne se traduit par aucun trouble. Les carcinomes diffus du foie (du reste sans intérêt chirurgical) peuvent encore prêter à des confusions avec de grosses hypertrophies (avec la dégénérescence amyloïde, avec la cirrhose hypertrophique, avec le foie congestif, avec une pseudo-leucémie, etc.).

Indications des interventions opératoires. — Elles n'existent que rarement dans les tumeurs du foie. Lorsqu'une tumeur palpable du foie est nettement pédiculée, qu'elle provoque des troubles notables (sensation de tension, douleur) imputables à la tumeur et qu'on n'a aucune raison d'admettre l'existence d'un néoplasme métastatique, il est justifié de pratiquer une laparotomie exploratrice et, le cas échéant, une ablation de la tumeur.

Contre-indications. — Existe-t-il une syphilis antérieure — sans traitement spécifique depuis quelque temps, — a-t-on affaire à une maladie kystique des reins et du foie, l'opération est contre-indiquée. L'existence de symptômes laissant soupçonner des métastases ou une propagation du néoplasme, la multiplicité des tumeurs du foie, des troubles de circulation graves, l'âge avancé, l'athéromasie parlent contre une intervention opératoire.

Chez un de mes malades d'environ quarante-cinq ans, on pouvait sentir à la palpation des tubérosités à la surface du foie. Un jour le malade rendit dans un effort de toux une grande quantité de pus rougeâtre (contenant beaucoup de cristaux d'hématoïdine), accident qui fut suivi d'une diminution du volume du foie. Diagnostic : abcès du foie avec ouverture dans le poumon. L'opération montra le foie parsemé de beaucoup de nodules durs et blancs, gros et petits. On interrompit l'opération et on donna de l'iode à l'intérieur (bien que le malade eût nié la syphilis). Au bout d'un an sa mine était devenue splendide, le foie plus petit et l'état général excellent. (Nous avons donc eu quand même affaire à la syphilis.)

Dangers et succès de l'intervention chirurgicale. — L'extirpation des tumeurs du foie est une opération dangereuse, surtout à cause de l'hémorragie profuse à laquelle elle donne lieu et qui est parfois suivie de mort immédiate.

D'ordinaire ce n'est qu'une laparotomie exploratrice qui peut nous renseigner sur le point de savoir si l'ablation de la tumeur est possible.

On a déjà opéré avec succès des tumeurs bénignes, telles que fibrome, angiome, adénome, kystes du foie. Dans des cas tout à fait rares on aurait aussi guéri par l'opération des malades atteints de carcinome primitif.

Suites de l'abstention opératoire. — Une tumeur maligne provoque inexorablement la mort par la formation de métastases ou par l'envahissement total du foie. Les néoplasmes bénins atteignent souvent un volume monstrueux, mais ne menacent que rarement la vie du malade.

BIBLIOGRAPHIE

LANGENBUCH, *Chirurgie der Leber* (*Deutsche Chirurgie*, Stuttgart, 1898).

KEHR, *Lebergeschwülste* (*Handbuch der praktischen Chirurgie*, herausgegeben von Bergmann, Mikulicz und Bruns. 2. Auflage, Stuttgart, 1903).

QUINCKE, HOPPE-SEYLER, *Leberkrankheiten* (Nothnagel's *Handbuch der spez. Pathol. u. Therap.*, Wien, 1898).

AHLENSTIEL, *Lebergeschwülste und ihre Behandlung* (*Arch. f. Klin. Chir.*, Bd. LII).

LEPPMANN, *Uber die echten Cysten der Leber* (*Deutsche Zeitschr. f. Chirurgie*, Bd. LIV).

TERRIER et AUVRAY, *Les tumeurs du foie* (*Revue de chir.*, 1896).

LANGER, *Hämangiom der Leber* (*Archiv. für klin. Chirurgie*, Bd. LXIV).

KEEN, *Leberresektion* (*Annals of surgery*, 1899, sept.).

4. — LES ÉCHINOCOQUES DU FOIE

Étiologie. — Le kyste hydatique se développe après pénétration des œufs de *Tænia echinococcus* dans l'estomac et l'intestin de l'homme. Ce ver vit dans l'intestin du chien. L'embryon s'introduit dans le foie en venant de l'intestin par la voie de la veine porte. Dans quelques pays, notamment dans le Mecklembourg, dans la Poméranie, en Islande, dans les Landes françaises, etc., l'échinocoque est très fréquent. Les femmes en sont plus souvent atteintes que les hommes. L'échinocoque multiloculaire ne semble pas être dû au même parasite que le kyste hydatique vulgaire ; il s'observe dans d'autres pays (notamment dans le sud de la Bavière et du Wurtemberg, en Suisse, dans la vallée basse de l'Inn, etc.).

Remarques anatomo-pathologiques. — Le plus souvent le kyste hydatique est unique et situé dans le lobe droit du foie. Dans le kyste rempli d'un liquide clair il y a souvent de nombreuses vésicules filles.

Le kyste siège-t-il dans les parties centrales du foie, il ne provoque d'ordinaire qu'une tuméfaction diffuse de l'organe ; est-il à sa surface, l'augmentation de volume du foie est circonscrite. Les organes voisins, notamment le poumon, peuvent être fortement comprimés lorsqu'il est situé, ce qui est fréquent, sur la convexité du foie.

Les perforations dans le poumon, dans l'intestin ou dans le péritoine ne sont pas rares ; de même, la suppuration secondaire. Les voies biliaires restent habituellement indemnes. L'échinocoque multiloculaire détermine aussi un gonflement souvent considérable du foie qui peut avoir une consistance pierreuse ; à la loupe le foie apparaît creusé de petites cavités (qui le font ressembler au fromage de gruyère). Les voies biliaires entrent-elles en jeu, il se développe de l'ictère et une hydropisie de la vésicule. On peut observer aussi des métastases dans le poumon et dans le péritoine ; la suppuration et la calcification du kyste ne sont pas rares.

Remarques cliniques. — Très souvent l'échinocoque ne provoque pas de symptômes (chez un de mes malades j'ai trouvé à l'autopsie un échinocoque ayant le volume d'une petite pomme, bien que cet homme n'eût jamais éprouvé de troubles abdominaux). Si le kyste augmente de volume, il en résulte parfois une tumeur accessible à la palpation avec augmentation irrégulière de la matité hépatique. Le foie n'est pas sensible à la pression, l'ictère et l'hypertrophie de la rate font défaut Si le kyste peut être directement palpé, les doigts perçoivent souvent à son niveau une vibration particulière (frémissement hydatique) ; il y a rarement de la fluctuation ; la tumeur donne souvent une sensation de consistance très dure. Lorsque le kyste est volumineux, il provoque des symptômes dus à la compression des organes voisins. C'est ainsi qu'on observe souvent de la dyspnée, de la toux et des palpitations, par suite de la pression que l'échinocoque exerce sur le diaphragme en le refoulant en haut et par suite de la compression du poumon et du cœur. L'anorexie, la sensation de pesanteur à l'estomac, les nausées sont des phénomènes consécutifs fréquents de la pression que des kystes volumineux exercent sur l'estomac. Si l'échinocoque suppure, la fièvre apparaît et affecte le type rémittent ou intermittent avec frissons et dépression rapide des forces ; parfois cependant toute élévation de température fait défaut. Des frottements péri-hépatiques se produisent, et le kyste suppuré peut se rompre et s'évacuer dans les organes voisins ou susciter une pyémie généralisée. Si l'échinocoque s'ouvre dans le poumon, le malade crache souvent des vésicules; s'il fait irruption dans les voies biliaires ou dans l'intestin, les vésicules sont éliminées par le rectum. L'ouverture du kyste à l'extérieur est rare; si le kyste se rompt (par suite d'un traumatisme) et que son contenu se déverse dans la cavité abdominale, une péritonite grave éclate.

Dans l'échinocoque alvéolaire l'ictère est souvent le premier symptôme et un symptôme qui persiste. L'ictère bronzé est fréquent. Le foie est hypertrophié, dur, tubéreux et par places parfois fluctuant. L'hypertrophie de la rate est fréquente; il en est de même de l'ascite. Lorsque l'affection persiste longtemps, il y a tendance à des hémorragies; les matières fécales se décolorent fréquemment.

Diagnostic et diagnostic différentiel. — Outre les antécédents (cohabitation avec des chiens), l'accroissement lent, les troubles relativement minimes, l'absence de fièvre et de douleurs, à l'occasion la leucocytose éosinophilique, l'existence d'une tumeur tendue et élastique et le frémissement au doigt sont en faveur d'un kyste hydatique. Si l'échinocoque a un siège sous-phrénique, le diagnostic est facilité par la ligne de matité du bord supérieur du foie, ayant parfois la forme d'une saillie en bosse et remontant vers l'aisselle; par la voussure excessive de la circonférence inférieure du thorax, par l'existence du signe dit du diaphragme de Litten et par le résultat de l'examen radiographique. La ponction exploratrice donnerait un résultat très probant (liquide pauvre en albumine, riche en chlorure de sodium et contenant des crochets), mais elle est très dangereuse.

Le diagnostic de l'échinocoque alvéolaire sera facilité par l'anamnèse (lieu de séjour du malade), par la longue durée de l'affection et par un état général relativement bon, par la configuration tubéreuse du foie avec des îlots durs comme de la pierre, par l'ictère intense et l'hypertrophie concomitante de la rate, parfois aussi par la fluctuation.

Les abcès aigus du foie ne se laissent pas bien différencier de l'échinocoque suppuré (à moins que l'étiologie et la marche de l'affection nous fournissent des renseignements). L'abcès chronique du foie sans fièvre ne présente pas une paroi aussi tendue. Les tumeurs malignes du foie croissent plus rapidement et produisent plus vite la cachexie ; elles sont habituellement sensibles à la pression et ne sont pas accompagnées d'une hypertrophie de la rate. L'hydropisie de la vésicule biliaire a une forme et une localisation caractéristiques et se développe consécutivement à des coliques, au bout d'un temps plus ou moins long.

Une hydronéphrose distend la région lombaire couverte par le colon; son volume est susceptible de varier. Le rebord costal ne bombe pas en avant. Les kystes du pancréas se trouvent situés derrière l'estomac, quand celui-ci est distendu, insufflé. Dans les kystes de l'ovaire on trouve aisément par la palpation la relation du kyste avec l'utérus.

Dans la syphilis le rebord du foie apparaît souvent profondément raviné; de plus, l'ictère est rarement aussi intense que dans le kyste hydatique. La présence de gommes volumineuses pourrait en imposer pour des tumeurs kystiques. L'effet d'un traitement spécifique tranchera la question.

La cirrhose hypertrophique est parfois très difficile à distinguer de l'échinocoque alvéolaire. La surface du foie cirrhotique ne montre pas cependant les tubérosités inégales de l'échinocoque alvéolaire. Le lieu d'origine des malades a une importance particulière.

Le diagnostic peut quelquefois rencontrer des difficultés insurmontables. L'observation suivante en offre un exemple :

Une femme âgée de quarante-cinq ans entre dans mon service pour une tumeur abdominale grossissant à vue d'œil. Dans l'abdomen on constate une tumeur kystique grosse comme une tête d'adulte, qui présentait une mobilité extraordinaire, non seulement de haut en bas, mais transversalement ; elle ne se déplaçait pas sous l'influence des mouvements respiratoires.

La malade avait bonne mine ; elle était sans fièvre. La distension de l'intestin refoulait la tumeur à droite en haut où elle se confondait avec le foie; elle n'avait aucun rapport avec les ovaires ou avec les reins. La malade avait été opérée il y a vingt-trois ans pour un kyste du foie, mais une partie de la paroi du kyste avait dû être laissée en place. Mon diagnostic de probabilité était récidive d'un kyste du foie. A l'opération (faite par M. Lotheissen) on constata au niveau de la réunion des lobes droit et gauche du foie un kyste hydatique du volume d'une tête d'adulte contenant des vésicules en partie suppurées. La patiente avait, immédiatement après la première opération, remarqué une tumeur grosse comme une petite pomme, qui pendant vingt-deux ans était restée stationnaire et qui, dernièrement seulement avait commencé à s'accroître.

Indications des interventions opératoires. — Dès que, la tumeur étant accessible à la palpation, on peut poser le diagnostic d'échinocoque du foie, ne serait-ce qu'avec quelque certitude (Voir l'alinéa précédent), une intervention opératoire est justifiée. L'époque à laquelle il faut opérer coïncide avec celle où le diagnostic d'échinocoque est devenu certain. Les deux formes d'échinocoque, kyste hydatique simple, kyste alvéolaire, doivent être traitées par l'opération.

Celle-ci consiste soit dans la ponction du sac à travers la paroi abdominale (opération qui tend à être délaissée actuellement), avec ou sans injection de liquides médicamenteux, soit dans l'ouverture du kyste au bistouri, ou enfin dans l'énucléation du kyste. Les deux dernières opérations se font en un ou deux temps. L'opération d'échinocoque sous-phrénique se pratique souvent à travers la plèvre. L'échinocoque alvéolaire a été plusieurs fois excisé avec le tissu hépatique voisin. Dans les cas de rupture d'un kyste hydatique du foie dans la cavité abdominale, l'opération est urgente. Cette complication dangereuse se reconnaît lorsqu'une tumeur diagnostiquée par un examen antérieur disparaît brusquement après que le malade s'est exposé à une pression intra-abdominale exagérée ou a subi un traumatisme ; en même temps que cette disparition surviennent des symptômes péritonéaux graves (au début forte tension des téguments de l'abdomen; plus tard météorisme, fièvre, douleurs, épanchement, paralysie intestinale et collapsus). Une éruption d'urticaire confirmera le diagnostic de cette complication. Le malade accuse une sensation de « quelque chose qui a éclaté dans son ventre ».

La suppuration du sac qui se décèle par l'apparition d'une fièvre intense, par des frissons, par l'accroissement rapide de la tumeur et sa sensibilité douloureuse plus prononcée, exige aussi une opération hâtive.

Contre-indications. — D'après les données actuelles, il n'est plus permis de pratiquer la ponction exploratrice du kyste hydatique, parce que, par suite de l'éclatement ou de la déchirure du sac qu'elle occasionne, il peut survenir une péritonite mortelle ou un ensemencement diffus de l'échinocoque.

Les mêmes objections doivent être faites à la ponction au trocart à travers les téguments de l'abdomen.

Dangers de l'opération. — La ponction suivie de drainage est particulièrement dangereuse (mortalité de 28 0/0). Immédiatement après l'opération la péritonite peut facilement s'en suivre.

Après l'énucléation du kyste on observe souvent des hémorragies profuses. Si après l'ouverture du sac on le suture, une suppuration secondaire avec toutes les complications consécutives peut survenir (comme dans un de mes cas dans lequel il s'est développé un état septique qui disparut après qu'on eut à nouveau ouvert le sac). L'opération en deux temps avec ouverture du sac est très peu dangereuse (tous les opérés de Langenbuch, au nombre de 48, ont guéri).

Succès de l'opération. — Presque tous les malades atteints d'échinocoque uniloculaire ont complètement guéri par l'opération. Parfois on voit s'établir des hernies à travers la cicatrice abdominale; dans quelques cas on a signalé des troubles considérables dus aux adhérences du foie avec la paroi antérieure de l'abdomen et au tiraillement de ses adhérences.

Suites de l'abstention opératoire. — Nous avons déjà dit plus haut que les échinocoques ont une tendance à suppurer et qu'ils font volontiers irruption dans les organes voisins. Quand l'échinocoque se vide dans le péritoine l'issue est fatale dans 90 0/0 des cas; si la rupture se fait dans la plèvre, la mort survient dans 80 0/0 des cas et si elle se produit dans les voies biliaires, dans 70 0/0 des cas. L'irruption dans les organes voisins est donc extraordinairement dangereuse. Si le sac ne se rompt pas, il peut occasionner par sa suppuration une septicémie généralisée.

Les deux formes d'échinocoque sont en général compatibles avec une survie relativement longue et durant parfois même beaucoup d'années. Chez mon malade, dont nous avons donné l'observation plus haut, la tumeur du foie existait depuis au moins vingt-trois ans.

BIBLIOGRAPHIE

Hoppe-Seyler (Quincke), *Krankheiten der Leber* (Nothnagel's *Spez. Pathol. u. Therapie*, Wien, 1899, Bd. XVIII).

Langenbuch, *Chirurgie der Leberkrankheiten* (*Deutsche Chirurgie*, Stuttgart).

Kehr, *Krankheiten der Leber* (*Handbuch der prakt. Chirurgie*, herausg. von Bergmann, Mikulicz u. Bruns, 2. Aufl., Stuttgart, 1903).

Körte, *Erfahrungen über die Operation von Leber-Echinococcen* (*Beiträge zur klin. Chirurgie*, Bd. XXIII).

Bruns, *Leberresektion bei multilokulärem Echinococcus* (*Beiträge zur klin. Chirurgie*, Bd. XVII).

Posadas, *Traitement des kystes hydat.* (*Revue de Chirurgie*, 1899).

Madelung, *Chirurgische Behandlung der Leberkrankheiten* (*Spez. Therapie*, herausg. von Penzoldt-Stintzing, 3. Auflage), und : *Postoperative Pfropfung von Echinococcencysten* (*Mitteilungen aus den Grenzgebieten der Medizin et Chirurgie*, Bd. XIII).

POSSELT, *Der Echinococcus multilocularis* (*Deutsches Archiv f. klin. Medizin*, Bd. XLI).

ROUTIER, *Bull. et Mém. de la Société de Chirurgie de Paris*, 1899, p. 715.

QUÉNU, POTHERAT, TUFFIER, *ibidem*, 1900, p. 314, et 1903, p. 719 (tous rapportent des cas opérés pour des échinocoques du foie).

DEVÉ, *De l'Echinococcose secondaire*. Thèse de Paris, 1901.

5. — L'ABCÈS DU FOIE

Étiologie. — Le plus souvent les abcès du foie se développent après la dysenterie. Des inflammations dans le domaine de la veine porte (par exemple l'appendicite), des traumatismes directs du foie, les infections, les processus pyémiques jouent un rôle étiologique considérable. Les abcès du foie peuvent aussi être consécutifs à des ulcérations de l'estomac et à des processus inflammatoires de la vésicule et des voies biliaires dus eux-mêmes à la cholélithiase. Les échinocoques peuvent aussi être la cause des abcès hépatiques par leur suppuration secondaire. Très fréquemment les abcès du foie s'observent dans les pays tropicaux; ils sont dus à la dysentérie et atteignent plus souvent l'homme que la femme.

Remarques anatomo-pathologiques. — L'abcès hépatique est ou unique (75 0/0 des abcès tropicaux) ou multiple. Dans ce dernier cas l'infection s'est propagée au foie soit par les vaisseaux sanguins (artère hépatique ou veine porte), soit le long des voies biliaires. Les abcès se développent tantôt d'une façon aiguë — ils sont alors limités par du tissu hépatique désagrégé ; — tantôt ils ont une marche chronique et sont alors souvent encapsulés, voire même crétifiés s'il s'agit d'abcès anciens. Il n'est pas exceptionnel que l'abcès se rompe dans les organes voisins, principalement à la faveur d'une périhépatite adhésive, dans le poumon (10 0/0 des cas) ou dans une bronche. Rarement la perforation a lieu à travers la paroi abdominale ou dans le péritoine. Les collections purulentes peuvent contenir plusieurs litres de pus. Les abcès solitaires se trouvent cinq fois plus fréquemment dans le lobe droit que dans le lobe gauche; à l'autopsie on les découvre souvent dans des endroits inaccessibles à la palpation. Très souvent il n'y a pas d'adhérences péritonéales en regard de la poche purulente. Le pus de l'abcès est d'ordinaire stérile.

Remarques cliniques. — Les suppurations du foie apparaissant au cours d'une septicémie généralisée échappent fréquemment au diagnostic, car les phénomènes dus à l'affection hépatique ne sont pas assez saillants. Les abcès hépatiques consécutifs à des affections intestinales présentent, au contraire, des symptômes caractéristiques. Indépendamment des phénomènes généraux graves, tels que prostration, nausées, fièvre à marche rémittente ou nettement intermittente, frissons, il existe également des symptômes locaux. Le foie est tuméfié, en totalité ou partiellement. Lorsque l'abcès se trouve sur la convexité de l'organe, sa ligne de démarcation est convexe en haut et se dirige vers l'aisselle. Le foie est souvent sensible à la pression, il est aussi souvent le siège de douleurs spontanées. Plus tard les frissons avec sueurs consécutives deviennent de plus en plus fréquents. Les troubles intestinaux (vomissements ou diarrhée), les douleurs locales ou irradiées vers l'épaule, douleurs rarement violentes, font partie des symptômes habituels. Parfois on note une voussure et de la fluctuation en un point limité de la région du foie. Une perforation s'est-elle produite dans le poumon, le malade crache d'abord du sang rouge clair, puis beaucoup de pus contenant des cristaux d'hématoïdine ou de la bile. Ordinairement l'ictère manque, surtout dans les abcès qui proviennent d'une angiocholite.

Dans l'abcès chronique du foie, l'amaigrissement et l'affaiblissement général dominent de plus en plus la scène.

Diagnostic et diagnostic différentiel. — L'existence dans les antécédents d'une affection pouvant occasionner la formation d'abcès du foie (dysentérie, appendicite, cholélithiase, traumatisme au niveau du foie, etc.) a une importance décisive pour le diagnostic. L'augmentation de volume et la douleur du foie, sa voussure, sa fluctuation, la limite supérieure de sa matité montant vers l'aisselle, des douleurs s'irradiant vers l'épaule, la fièvre à type intermittent ou hectique avec frissons et sueurs profuses corroborent le diagnostic. L'attitude inclinée latéralement du malade qui s'efforce de détendre le côté droit du tronc est, d'après *Koch*, très caractéristique pour cette affection. L'existence d'une leucocytose avec réaction iodophile des leucocytes (Sabrazès et Cauvin) et d'une peptonurie seront en faveur de la suppuration. L'examen radiographique permet parfois de reconnaître des voussures anormales, au niveau du dôme du diaphragme. La ponction exploratrice lèvera tous les doutes. Une règle de diagnostic excessivement importante est la suivante : un abcès du foie ne devrait être diagnostiqué que lorsqu'on peut sûrement ou presque remonter à la source de la suppuration (Leube).

Pour ce qui est du **diagnostic** de localisation de l'abcès, les données suivantes sont à retenir : si le diaphragme est considérablement refoulé en haut (vers la troisième ou la quatrième côtes), on peut en conclure avec certitude que l'abcès siège immédiatement au-dessous du diaphragme, pourvu qu'on ait affaire à une voussure du foie nettement perceptible à la percussion ; si le bord inférieur du foie se trouve reporté anormalement bas, cela n'indique nullement que l'abcès est situé dans cette région ; seule, une voussure circonscrite des parties inférieures de l'organe parle en faveur d'un abcès situé très bas. Un point sensible à la pression, constamment accessible à la palpation du foie, nous renseigne le plus souvent sur le siège superficiel d'un abcès.

Si les limites du foie montrent une différence considérable dans les diverses positions du corps, l'existence d'adhérences péritonéales est improbable ; par contre, l'invariabilité du pourtour du foie n'indique pas qu'il y ait là des adhérences. Leur présence est seulement prouvée par un œdème inflammatoire vrai de la paroi thoracique ou abdominale.

Le diagnostic différentiel doit se faire surtout avec le carcinome se ramollissant en partie, et susceptible de donner lieu à des accès de fièvre à type nettement intermittent. La présence d'autres métastases rendra le diagnostic différentiel possible. Le carcinome de l'estomac, qui parfois peut être confondu avec un abcès du lobe gauche du foie, sera reconnu aux phénomènes de stase gastrique, aux modifications du chimisme stomacal (absence d'acide chlorhydrique, abondance d'acide lactique). Quant à la pleurésie ou à la pneumonie, la ponction exploratrice et l'examen radiographique permettront de les distinguer de l'abcès du foie. Le diagnostic différentiel d'avec la pleurésie sera encore facilité si on tient compte de la matité thoracique qui est très circonscrite et de la chute de la ligne de matité vers la colonne vertébrale. Le kyste hydatique du foie se développe plus lentement et sans phénomènes fébriles.

L'empyème de la vésicule biliaire peut être reconnu par la forme et le siège de la tumeur. Dans l'abcès périnéphrétique il y a généralement des antécédents rénaux ; on trouve une sensibilité à la pression au niveau du rein, et un œdème des téguments en regard.

L'hydro et la pyonéphrose présentent des oscillations dans leur volume ; la polyurie marque la diminution rapide de la tumeur.

Dans les fièvres paludéennes il y a toujours une hypertrophie de la rate qui manque dans l'abcès du foie.

Indications des interventions chirurgicales. — Si les phénomènes cliniques permettent de penser à un abcès du foie, il faut procéder à son ouverture soit par la ponction, soit par l'incision. La ponction exploratrice qui doit nous renseigner sur le siège exact de l'abcès n'est permise que lorsqu'on peut la faire suivre immédiatement de l'ouverture de l'abdomen.

Si l'affection est compliquée d'un empyème pleural (reconnu par la ponction exploratrice), la résection costale et le traitement de la suppuration thoracique s'imposent.

La perforation dans la cavité thoracique ou abdominale exige une intervention aussi hâtive que possible. La perforation dans la cavité abdominale se reconnait à l'apparition brusque d'une douleur atroce dans le ventre avec état de collapsus ; en même temps la musculature de l'abdomen se contracte et la configuration du foie se modifie rapidement (cette modification peut être reconnue par la palpation, par la percussion et au moyen de la radiographie).

Contre-indications. — Dans l'abcès avéré du

foie l'opération n'est guère contre-indiquée que par la faiblesse trop grande du malade qui défend toute intervention, et par une septico-pyohémie généralisée. Lorsque le diagnostic n'est pas tout à fait certain, il faut plutôt s'abstenir d'opérer, surtout si on pense aussi à la possibilité de quelque autre affection dans laquelle toute intervention chirurgicale est essentiellement injustifiée.

Dans un de mes cas on avait tenté une laparotomie exploratrice, bien qu'il y eût des symptômes péritonéaux, parce qu'il existait des frissons fréquents au moment où le foie s'était tuméfié, parce que la matité bien limitée remontait vers l'aisselle ; de plus, on notait de l'ictère et des douleurs violentes dans l'épaule. L'opération montra une hypertrophie diffuse du foie sans abcès ; il existait une péritonite tuberculeuse. La mort survint le troisième jour après l'opération ; l'autopsie ne fit découvrir aucune suppuration hépatique.

La ponction exploratrice ne doit jamais être pratiquée au-dessous de l'arc costal. Il ne faut pas procéder à une ponction exploratrice, si cette dernière ne peut pas être suivie immédiatement d'une laparotomie.

Pronostic et dangers de l'opération. — Plus tôt est porté le diagnostic d'abcès et plus tôt on opère, meilleurs sont les résultats opératoires. C'est ainsi que certains opérateurs n'avaient à déplorer qu'un cas de mort sur 7 opérés, d'autres avaient une mortalité de 70 0/0 et plus.

Perutz a rassemblé dans les publications de ces dix dernières années 182 cas opérés avec une mortalité de 24 0/0. Sur 48 cas opérés par l'abdomen on compte 35 guérisons. Sur 132 cas opérés à travers la plèvre, il y eut 100 succès. Sur 25 cas dans lesquels, à l'époque de l'opération, il existait des complications (abcès sous-phrénique, empyème, irruption dans le poumon), on note 8 guérisons et 17 morts. Dans la plupart des cas, la guérison fut complète.

Koch rapporte 42 cas dont 38 furent guéris par l'opération.

La guérison s'obtient lentement, au bout de six semaines et plus. La ponction de l'abcès est plus dangereuse parce que les infections secondaires du péritoine sont fréquentes (Jimenez, sur 207 malades ponctionnés, en a perdu 82 0/0).

La mort après les ponctions exploratrices se produit aussi parfois par suite d'une hémorragie profuse, ou encore une péritonite se déclare due à l'évacuation lente de l'abcès.

Marche de l'affection dans l'abstention opératoire. — L'abcès peut s'encapsuler et pendant longtemps ne produire que peu de troubles. Souvent cependant il progresse sous l'influence d'un traumatisme. Dans la plupart des cas, il manifeste d'emblée une tendance à croître et à se vider dans un organe voisin. La durée la plus courte de l'abcès tropical du foie serait, d'après *Ronis*, de dix-huit jours ; celle de l'abcès dysentérique, seulement de dix jours. La durée moyenne de l'affection tropicale, comptée à partir du commencement jusqu'au rétablissement ou jusqu'à la mort, est évaluée, d'après *Thierfelder*, de un à cinq mois.

La mortalité de l'abcès du foie non opéré serait, d'après *Langenbuch*, la même pour les zones tempérées que pour les régions tropicales (un cas de guérison pour 4 cas de mort).

La perforation dans les voies aériennes ou dans l'intestin est suivie de guérison dans environ la moitié des cas.

BIBLIOGRAPHIE

LANGENBUCH, *Chirurgie der Leber* (*Deutsche Chirurgie*, Stuttgart, 1899).

QUINCKE u. HOPPE-SEYLER, *Leberkrankheiten* (Nothnagel's *Handbuch f. d. spez. Pathol. u. Therapie*, Wien).

KEHR, *Leberkrankheiten* (*Handb. d. prakt. Chirurgie*, herausg. von Bergmann, Mikulicz u. Bruns, 2. Aufl., Stuttgart, 1903).

PERUTZ, *Der Leberabscess* (*Kritisches Sammelreferat. Centralbl. f. des Grenzgeb. d. Med. u. Chir.*, 1903).

ZANCAROL, *Sur la pathogénie des abcès du foie* (*Revue de Chirurgie*, 1893) et *Traitement chirurgical des abcès du foie*, Paris, 1893.

MC. LEOD, *Tropical liver abscess* (*Brit. med. Journ.*, 1900).

BRITISH MED. ASSOCIATION, *Dysenteric tropical abscess of the liver* (*Lancet*, 1902, 16 August).

BERTRAND et FONTAN, *Traité de l'hépatite suppurée des pays chauds*. Paris, 1895.

Gasser, *Abcès du foie* (*Manuel de médecine* de Debove et Achard, t. VI).

Koch (J.-A.), *Ueber tropische Leberabscesse* (*Mitteil. a. d. Grenzgeb. der Med. u. Chir.*, 1904, Bd. XIII).

Scheube (B.), *Die Krankheiten der warmen Länder*, 3. Aufl. Iena, 1903, Gustav Fischer.

Robinson, *Tropical abscess of liver* (*Journ. of the Americ. med. Associat.*, 1901, n° 19).

Smith, *The diagnosis and surgical treatement of tropical liver abscess* (*British medical Journal*, 1er septembre 1900).

Boinet, *Diagnostic des formes latentes de l'abcès du foie* (*Gazette des hôpit.*, 5 mars 1901).

Lesage, *Abcès du foie d'origine dysentérique* (Soc. de Biologie, 1902, n° 21).

Malbot, *Les abcès du foie en Algérie* (*Arch. génér. de Médecine*, 1899, octobre).

6. — LA CIRRHOSE ATROPHIQUE DU FOIE

Étiologie. — L'alcoolisme constitue la donnée étiologique la plus importante. La syphilis, la malaria, les intoxications chroniques peuvent aussi parfois provoquer une cirrhose.

Remarques anatomo-pathologiques. — Le foie est envahi par une hyperplasie conjonctive diffuse avec rétraction secondaire du tissu de sclérose interlobulaire. Une partie plus ou moins grande du parenchyme hépatique s'atrophie ; beaucoup de ramifications de la veine porte s'oblitèrent. Puis le foie se rapetisse en totalité ; sa surface devient grossièrement mamelonnée. La veine porte et ses vaisseaux d'origine sont gorgés de sang ; la rate est d'ordinaire tuméfiée. Les veines collatérales sont fréquemment fortement dilatées, notamment au niveau de l'extrémité inférieure de l'œsophage.

Remarques cliniques. — Après un stade d'augmentation de volume du foie qui cliniquement passe le plus souvent inaperçu, on trouve une diminution nettement marquée du foie qui est de consistance plus dure au toucher. La surface de l'organe est rugueuse ; son bord, mousse. Si les altérations ont déjà fait de grands progrès, on constate régulièrement une hypertrophie de la rate. L'ascite, souvent très précoce, peut être cependant assez tardive ; elle se développe tantôt d'une manière insidieuse, tantôt à grand fracas; elle n'est jamais accompagnée de douleurs et atteint souvent des proportions considérables. Les hémorragies sont fréquentes dans le tube digestif et constituent souvent un symptôme précoce.

On peut souvent observer des ectasies veineuses des téguments de l'abdomen ; parfois on voit se former autour de l'ombilic une circulation collatérale en tête de Méduse. L'épanchement est parfois hémorragique, il en est de même de l'épanchement pleural concomitant.

Fréquemment il y a tuberculose pulmonaire. Dans les cas avancés on rencontre quelquefois de l'ictère.

Diagnostic et diagnostic différentiel. — On peut poser le diagnostic lorsque le foie paraît plus dur que d'habitude, lorsqu'il présente des altérations caractéristiques, et lorsqu'il existe une hypertrophie de la rate, de l'ascite, des hémorragies du tube digestif. L'induration du foie est-elle due à une congestion chronique provoquée par une affection de la mitrale ou de la tricuspide, les toniques du cœur amèneront une rétrocession des phénomènes morbides. La périhépatite chronique hyperplastique est bien difficile à différencier de la cirrhose; si on peut l'observer assez tôt, on trouvera souvent des frottements au niveau du foie. S'il y a simultanément une localisation pleurétique et péricardique non tuberculeuse et, depuis de longues années, un arrêt dans la formation de l'ascite, il faut toujours penser à la possibilité d'une périhépatite chronique hyperplastique, surtout lorsqu'on ne relève pas l'alcoolisme dans les antécédents. Une compression du canal cholédoque (néoplasme au niveau du hile du foie) s'accompagne d'ascite et d'un ictère prononcé. La péritonite tuberculeuse ne va pas sans élévations de la température au moins par moments; elle a une tendance très marquée à produire des épanchements enkystés.

Indications des interventions opératoires. — Les opérations dans la cirrhose sont de deux sortes : elles ont pour but ou de faire disparaître passagèrement l'ascite par une ponction, ou de décharger la veine porte en ouvrant de nouveaux débouchés pour l'écoulement du sang. La ponction de l'ascite est indiquée : 1° comme indication vitale lorsqu'il y a danger de suffocation ; 2° dans les stades de début lorsqu'il y a dyspnée, troubles de la circulation et de la nutrition. D'aucuns conseillent la ponction, tout à fait au début (opération précoce). Mais avec la plupart des auteurs je pense que cela ne doit être qu'exceptionnel : on aura recours à la ponction abdominale lorsque les symptômes précités apparaîtront. Des ponctions souvent répétées constituent pour l'organisme un danger assez grand à cause de la perte considérable en albumine ; elles doivent être pour cela évitées autant que possible. Pour les ponctions ultérieures il faut formuler la même restriction que pour la première. Les ponctions ne sont indiquées que lorsque le malade éprouve des troubles considérables du côté des appareils circulatoire et respiratoire ou du tube digestif. L'opération de Talma (suture de l'épiploon à la paroi antérieure de l'abdomen ou suture de la rate), dans le but de créer de nouvelles voies collatérales et de décharger la circulation de la veine porte, est indiquée toutes les fois que le traitement médical n'a produit aucun effet et que la ponction de l'abdomen doit être répétée à cause d'une nouvelle accumulation de liquide; elle doit être pratiquée indistinctement, que le foie ne soit pas encore ou soit déjà ratatiné et diminué de volume.

Une autre indication pour l'opération de Talma se pose, à mon avis, alors qu'il n'y a ni ascite ni ictère, dans le cas d'hémorragies profuses et répétées de l'estomac et de l'intestin ; ces hémorragies sont la preuve d'un engorgement considérable du système circulatoire de la veine porte et elles peuvent assez souvent provoquer la mort.

(J'ai eu l'occasion d'observer plusieurs cas de ce genre avec hémorragie mortelle.)

Contre-indications. — Talma lui-même trouve son opération contre-indiquée dans les cas d'ictère invétéré, d'urobilinurie, d'acholie ou d'hypercholie des matières fécales, de xanthomes. Des complications sérieuses du côté du cœur ou des vaisseaux parlent contre l'intervention. Lorsque la cirrhose existe déjà depuis longtemps avec des phénomènes graves, il ne faut pas non plus intervenir, car, à ce degré, la fonction des cellules du foie est d'ordinaire gravement compromise, et il y a menace d'auto-intoxication. L'apparition d'hémorragies répétées des muqueuses en même temps qu'il existe de l'ictère, nous engagera plutôt à nous abstenir d'intervenir.

Dangers et suites fâcheuses de l'opération. — Parmi les 164 cas d'omentofixation que *Zesas* a pu réunir, 72 avaient succombé. On note relativement souvent la péritonite purulente comme cause de mort. La possibilité d'une auto-intoxication s'explique par l'exclusion du foie qui préside à la destruction des toxines du sang (Talma). L'intestin peut aussi être bridé par le mésentère suturé et fortement tendu (Franke). On pratique presque toujours l'opération en employant l'anesthésie locale, de telle sorte que le danger de la narcose est évité. La durée de l'intervention n'est d'habitude pas trop longue; néanmoins, l'organisme étant affaibli, la mort par choc opératoire est fréquente, ainsi que les statistiques le démontrent.

Si on prend toutes les précautions antiseptiques, la ponction de l'abdomen est presque exempte de danger. Chez un de mes malades, j'ai observé une hémorragie mortelle des veines dilatées de l'œsophage consécutive à une ponction (*post* ou *propter?*).

Succès de l'opération. — Parmi les 164 cas traités par l'opération de *Talma* et réunis par *Zesas*, on a noté 51 guérisons; il faut cependant ajouter que dans un petit nombre seulement des cas (chez 8 malades) on a contrôlé le résultat au bout de trois mois jusqu'à deux ans et neuf mois. Dans 26 cas, on a enregistré une amélioration; chez 11 malades, l'opération n'avait produit aucun effet. Sur 7 cas observés par *Pal* et *Frank* 3 ont guéri; 2 fois l'ascite est revenue et 2 malades ont succombé, mais non à la suite de l'opération. Il faut signaler, dans une communication ultérieure de *Pal*, un cas considéré tout d'abord comme un échec; or, un an et demi après l'opération, on vit apparaître les signes cliniques d'une guérison. L'intervention opératoire ouvre de nouvelles voies pour décharger la veine porte gorgée de sang et ces voies restent ouvertes d'une manière constante.

Marche de l'affection dans l'abstention de l'intervention opératoire. — La plupart des cas de cirrhose du foie se terminent par la mort au bout d'un temps plus ou moins long si, à la suite de la première ponction, l'ascite s'est de nouveau développée malgré une diète sévère et malgré l'emploi des régimes diurétiques. Souvent la mort survient à la suite d'hémorragies stomacales ou intestinales répétées. Dans un petit nombre de cas, le processus morbide peut s'arrêter et même presque guérir cliniquement si le malade ne s'expose plus aux causes nocives qui avaient engendré la maladie.

BIBLIOGRAPHIE

ZESAS, *Die Talma'sche Operation bei Lebercirrhose, ihre Erfolge und Resultate* (*Centralblatt f. d. Grenzgebiete d. Med. u. Chir.*, 1904).

FRIEDMANN, *Die operative Behandlung der Lebercirrhose* (*Centralblatt f. d. Grenzgeb. d. Med. u. Chir.*, 1900, n° 15).

QUINCKE, *Leberkrankheiten* (Nothnagel's *Spezielle Pathol. u. Therap.* Wien).

TALMA, *Berliner klin. Wochenshr*, 1900, 30. Juli, u. *Chirurgische Eröffnung neuer Seitenbahnen*, etc. (*Berliner klin. Wochenschr.*, 1898, 19. Sept.)

MÜLLER, *Zur Frage der operativen Ascitesbehandlung* (*Archiv f. klin. Chirurgie*, 1902).

LEPORT, *Chirurgie des grosses ascites* (*La Semaine médicale*, 1903, 25 mai).

LENZMANN, *Zur Frage der Indication und der Erfolge der Talma'schen Operation bei der atrophischen Lebercirrhose* (*Deutsche med. Wochenschr.*, 1903, n° 48).

PAL (J.), *Operative Behandlung der Lebercirrhose. Gesellsch. d. Aerzte in Wien*, 28. Februar 1902 (*Wiener klin. Wochenschr.*, 1902, n° 10 u. 11, 1904, n° 11).

7. — FOIE MOBILE

Étiologie. — Le foie mobile se développe soit par suite d'anomalies congénitales, soit par suite de l'action du corset sur le thorax, soit du fait d'un traumatisme, d'un amaigrissement rapide et d'une ou de plusieurs grossesses.

Remarques anatomo-pathologiques. — Quand le foie est mobile, on ne le trouve pas dans sa position normale dans l'hypocondre droit, mais plus profondément dans l'abdomen, dégagé de son rapport étroit avec le diaphragme. Le foie descend tantôt horizontalement, en tournant autour de son axe transversal, tantôt il bascule, le lobe droit dirigé en avant jusque sur la crête iliaque. Souvent le foie est fixé dans sa nouvelle position par des adhérences et fortement modifié dans sa forme. Dans bien des cas, il y a aussi déplacement d'autres organes, (rate mobile, rein mobile).

Remarques cliniques. — Lorsque la ptose du foie se produit subitement, il existe des douleurs violentes dans l'abdomen et des phénomènes de collapsus. Dans les formes subaiguës ou chroniques le tableau symptomatique varie beaucoup. Fréquemment il y a des douleurs vagues ou survenant par accès (notamment au moment où le malade éternue, tousse et soulève le bras), de l'ictère (par suite de la coudure des voies biliaires) et des palpitations. On trouve le foie plus profondément ou en un autre point de l'abdomen, tandis que dans la région où le foie existe normalement la percussion donne un son tympanique. Le foie n'est pas sensible à la pression. Si on examine le malade debout, l'épigastre paraît déprimé.

Diagnostic et diagnostic différentiel. — Si l'on trouve dans l'abdomen une tumeur ayant la configuration du foie, si, par contre, la région hépatique donne à la percussion un son tympanique, si la réduction du foie en position normale est possible, on peut facilement poser le diagnostic de foie mobile.

Au point de vue du diagnostic différentiel, les affections suivantes doivent être prises en considération : gros rein mobile (mais la percussion montre l'intestin au devant ; le foie peut être accessible à la palpation à côté de la masse mobile) ; certaines tumeurs du foie, de l'intestin et du péritoine (mais si on tient compte des symptômes mentionnés plus haut, le diagnostic différentiel sera le plus souvent aisé).

Indications des interventions opératoires. — Si le foie est considérablement déplacé, si le déplacement détermine des troubles durables et graves ne pouvant pas être amendés par l'application d'un bandage approprié, et si surtout le malade, du fait de son affection, est devenu inapte au travail, prend la vie en dégoût, l'intervention est justifiée. Elle consiste à fixer le foie dans sa position primitive après avoir avivé sa surface pour obtenir autant que possible une adhérence en nappe (hépatopexie).

Contre-indications. — Si les troubles dus au foie mobile sont minimes ou s'ils sont d'ordre fonctionnel (hystérique, par exemple), il faut plutôt s'abstenir de l'opération, car rien ne prouve que l'opération supprimera, voire même atténuera les troubles pathologiques. L'opération a surtout peu de chances de succès s'il y a entéroptose généralisée, à côté du foie mobile. L'âge avancé constitue aussi une contre-indication.

Succès et dangers de l'opération. — L'hépatopexie, si on prend toutes les précautions aseptiques, est une des opérations abdominales les moins dangereuses. Toujours est-il que la rupture des adhérences expose à des lésions sérieuses (par exemple de l'intestin), et c'est là un danger avec lequel il faut compter. Dans la plupart des cas, les malades ont été débarrassés de leurs troubles et ont pu reprendre leur travail.

Suites de l'abstention opératoire. — Si on ne pratique pas l'hépatopexie, il n'en résulte pas de suites fâcheuses ; mais les sensations de douleurs et de pesanteur peuvent indéfiniment persister, empêchant tout travail.

BIBLIOGRAPHIE

TELEKY, *Die Wanderleber. Zusammenfassendes Referat* (*Centralblatt f. d. Grenzgeb. d. Med. u. Chir.*, 1901).

QUINCKE, *Krankheiten der Leber* (Nothnagel's *Handbuch der spez. Pathol. u. Therap.*, Wien, 1899, Hölder).

LANGENBUCH, *Chirurgie der Leber und Gallenblase* (*Deutsche Chirurgie*, 45 c, Stuttgart, Enke).

EINHORN, *Die Wanderleber und ihre klinische Bedeutung* (*Zeitschrift für diätetische und physikalische Therapie*, 1900, Bd. IV).

BÖTTICHER, *Ueber Hepatopexie Deutsche Zeitschr. f. Chir.*, 1900, Bd. LVI.

PANTALONI, *Chirurgie du foie et des voies biliaires*. Paris, 1899.

TERRIER et AUVRAY, *Le foie mobile et son traitement chirurgical* (*Revue de chirurgie*, 1897, p. 621, et 1898, nos 5 et 6).

TREVES, *Ptosis of the liver* (*Lancet*, 1900, 12 mai).

8. — LE FOIE COMPRIMÉ PAR LE CORSET

Étiologie. — Le port d'un corset trop serré autour du thorax, pendant longtemps, détermine des troubles particuliers.

Remarques anatomo-pathologiques. — On connaît plusieurs types de foie comprimé par le corset. La forme qui seule offre un intérêt clinique est caractérisée par l'étranglement d'un lobe, surtout du lobe droit. Dans des cas avancés, le tissu hépatique a entièrement disparu au niveau des points de pression maxima, et le lobe détaché, épaissi et massif, ne reste en communication avec le reste du foie que par un pont contenant les vaisseaux et les voies biliaires.

Remarques cliniques. — Généralement le foie ainsi modifié par le corset ne détermine pas de troubles. Parfois le lobe détaché provoque une sensation de pression quelquefois très douloureuse, notamment lorsque ce lobe est fortement tuméfié. Les douleurs peuvent s'irradier dans la poitrine et dans la cuisse. On observe aussi des vomissements. Il y a des cas où le lobe détaché du foie est particulièrement mobile. Souvent le rein est en même temps déplacé.

Le sillon de compression est horizontal ; le foie lui-même est allongé, surtout à droite.

Diagnostic et diagnostic différentiel. — Dans les cas qui ne sont pas trop avancés on peut facilement établir le diagnostic par la palpation qui nous fait reconnaître que la partie étranglée appartient au foie ; à ce moment le lobe détaché est encore mobile pendant la respiration. Plus tard le lobe étranglé est excessivement mobile et déplacé, mais ne suit pas les mouvements respiratoires. A la palpation de la paroi antérieure de l'abdomen on trouve facilement le lobe détaché du foie, tandis que le rein mobile se découvre plus aisément par la palpation de la région lombaire. Souvent il est utile d'examiner le patient dans le décubitus latéral gauche, car, dans cette position, le lobe détaché descend à gauche et le rein devient plus nettement palpable. Le colon ascendant et le colon transverse se trouvent derrière le lobe étranglé. Il faut aussi éviter la confusion avec des tumeurs de la vésicule biliaire, des néoplasmes de l'intestin, la pérityphlite, etc.; une observation prolongée rendra le diagnostic possible. Alors même que la tuméfaction est assez prononcée, la tumeur reste mobile et l'ictère ne vient presque jamais compliquer l'affection.

Indications de l'intervention opératoire. — L'opération n'est justifiée que lorsque l'altération anatomique est très avancée, c'est-à-dire lorsqu'il y a un lobe détaché mobile et que la malade éprouve des troubles considérables et durant déjà depuis longtemps qui la rendent morose et inapte au travail. On ne procèdera à l'opération qu'après avoir employé sans succès tous les autres traitements. Malgré la fréquence de ces déformations du foie dues au corset, l'indication d'une intervention chirurgicale ne doit se poser que rarement si on en juge par le petit nombre des cas opérés. Les troubles sont rarement assez intenses et constants pour que la malade désire l'opération ou que le médecin la lui conseille. Parmi les nombreux cas graves de foie de ce genre que j'ai eu l'occasion d'observer je n'en ai trouvé aucun dans lequel j'aurais pu conseiller une intervention. Elle consiste en une suture du lobe détaché à la paroi abdominale (ventrofixation) ou dans la résection de ce lobe.

Contre-indications. — Des troubles graves de la circulation générale contre-indiquent l'intervention. Si le lobe étranglé est tuméfié et douloureux seulement depuis peu, l'expectation s'impose tout d'abord, car la douleur et le gonflement disparaissent habituellement assez vite. Quand des troubles purement névropathiques (hystérie) interviennent et quand il y a lieu de soupçonner qu'une grande partie des symptômes accusés par la malade ne sont pas dus au foie étranglé, mais sont de nature nerveuse, il faut s'abstenir d'opérer.

Dangers de l'opération. — La ventrofixation et la résection du foie ne sont pas exemptes de dangers.

Dans la dernière opération il n'y a non seulement à craindre les dangers de la laparotomie, mais aussi ceux d'une hémorragie profuse.

Succès de l'opération. — Dans la plupart des cas opérés le succès a été satisfaisant et les malades n'ont plus eu de troubles; la ventrofixation semble avoir fixé d'une manière définitive le lobe détaché.

Marche dans l'abstention opératoire. — Si, en raison des troubles provoqués par le lobe étranglé, on soutient ce dernier par un bandage ou un appareil, si on veille à ce que les fonctions de l'estomac et de l'intestin s'effectuent régulièrement et si on combat énergiquement tous les troubles généraux de la circulation les phénomènes produits par le foie déformé deviennent d'ordinaire supportables à bref délai ; rarement l'affection détermine des symptômes dangereux (inflammation du péritoine).

BIBLIOGRAPHIE

LANGENBUCH, *Chirurgie der Leber und der Gallenblase*, 2. Teil. (*Deutsche Chirurgie*, Stuttgart, 1897).

QUINCKE, *Krankheiten der Leber* (*Handbuch der spez. Pathol. u. Therap.* herausgeg. von Nothnagel, Wien, 1899).

KEHR, *Leberkrankheiten* (*Handbuch der praktischen Chirurgie*, 3. Band, 2. Aufl., herausgeg. von Bergmann, Bruns u. Mikulicz, Stuttgart, 1903).

BÖTTICHER, *Ueber Hepatopexie* (*Deutsche Zeitschr. für Chirurg.*, Bd. LVI, p. 252).

CHEVALIER, *Technique de l'hépatopexie*. Thèse de Paris, 1898.

TERRIER et AUVRAY, *Maladies du foie et des voies biliaires*. Paris, 1901, F. Alcan.

1. — TUMEURS ET HYPERPLASIES CHRONIQUES DE LA RATE

Étiologie. — L'hyperplasie chronique de la rate peut apparaître consécutivement à des maladies du sang (leucémie, pseudoleucémie), à des infections et à des intoxications (syphilis, malaria, alcool), ou aussi sans causes connues (forme idiopathique). Un trouble chronique de la circulation (maladies du cœur, symphyse du péricarde, cirrhose du foie) peut donner lieu à la formation d'une grosse rate. L'étiologie des néoplasmes de la rate est la même que celle des tumeurs en général.

Des tumeurs kystiques naissent souvent après un traumatisme ou sont dues au développement d'un kyste hydatique.

Remarques anatomo-pathologiques. — Les tumeurs de la rate sont ou kystiques ou solides. Les kystes sont ou de nature parasitaire (*Echinococcus*) ou non parasitaire. Les echinocoques, qui parfois atteignent un volume extraordinaire, sont le plus souvent uniloculaires, rarement multiloculaires ; ils sont assez souvent suppurés. Les kystes non parasitaires de la rate sont d'ordinaire solitaires et peuvent avoir un contenu séreux, séro-hémorragique ou hémorragique; ces kystes peuvent devenir excessivement volumineux et peser jusqu'à 10 kilogrammes. Les deux formes principales de tumeurs kystiques contractent souvent des adhérences avec les parties voisines; mais ce n'est pas là une règle absolue, puisqu'on rencontre aussi des kystes dans des rates mobiles. Les tumeurs solides primitives, d'ailleurs rares, sont constituées par des sarcomes, des angiomes, etc. ; il peut s'agir aussi en pareil cas d'inflammations chroniques (tubercules, syphilomes). Il y a aussi des tumeurs métastatiques de la rate.

Les hyperplasies chroniques peuvent être divisées en leucémiques, pseudo-leucémiques, malariques, idiopathiques (avec cirrhose secondaire du foie — maladie de Banti — ou sans cirrhose du foie) et en hyperplasies secondaires. Les splénomégalies secondaires sont occasionnées par la cirrhose primitive du foie, par une stase chronique dans le domaine de la veine porte, par la dégénérescence amyloïde, la syphilis, la tuberculose, la chlorose. Dans toutes les formes de tumeurs et d'hyperplasies de la rate, il peut y avoir des adhérences étendues.

Remarques cliniques. — Le développement d'une tumeur de la rate peut se manifester, suivant la nature de la maladie fondamentale qui l'occasionne, seulement par des troubles locaux (douleur, sensation de pression ou de tension, troubles des fonctions stomacale et intestinale) ou aussi par des symptômes généraux. Les kystes non parasitaires ainsi que les échinocoques se développent relativement souvent chez des femmes d'âge moyen, et cela lentement, dans le parenchyme de la rate ou au niveau de l'extrémité inférieure de cet organe. L'état général d'ordinaire n'est pas troublé ; souvent des traumatismes ont précédé l'affection. A l'examen on constate une tumeur fluctuante. Le frémissement hydatique est rare. Souvent des inflammations de la plèvre et du poumon compliquent la maladie.

Lorsqu'il s'agit d'une tumeur solide de la rate, la surface de l'organe est rugueuse et montre quelquefois des nodules; les tumeurs malignes croissent rapidement et compromettent l'état général.

Les hyperplasies de la rate peuvent devenir très considérables dans la malaria, lorsque l'infection de l'organisme est chronique, et elles restent stationnaires malgré un traitement énergique avec de la quinine et des préparations arsenicales. Dans cette forme, comme dans les hyperplasies leucémiques et pseudo-leucémiques, il y a tendance aux hémorragies.

L'hyperplasie primitive et chronique atteint de

préférence des femmes entre trente et quarante ans et elle dure souvent plusieurs années. Son étiologie est absolument obscure. La tuméfaction de la rate constitue le seul phénomène morbide et occasionne à elle seule les troubles existants.

L'augmentation du volume de l'organe est dans les différentes modalités d'hyperplasie ordinairement uniforme et se produit à droite et en bas. La rate obéit habituellement d'une façon très marquée aux mouvements respiratoires ; elle présente des encoches profondes et, dans la plupart des cas, elle n'est pas recouverte par les intestins. Les processus inflammatoires de son revêtement péritonéal se décèlent souvent par des bruits de frottement. Fréquemment dans les grosses tumeurs le rebord inférieur du thorax est distendu, le diaphragme est refoulé en haut, le cœur et les poumons sont déplacés. Si les tumeurs se développent plutôt vers la cavité abdominale, les téguments du ventre bombent en avant, et l'espace entre le foie et la rate est comblé. Le pôle supérieur de la tumeur de la rate peut très bien être vu à l'image radiographique.

Diagnostic et diagnostic différentiel. — On reconnaît que les tumeurs appartiennent à la rate si on tient compte de leur position, de leur mobilité très prononcée à la respiration, des encoches de leur bord, de leur relation avec les intestins, de la possibilité de les refouler en haut vers l'épigastre à gauche et de leur disparition derrière l'arc costal. Quant au diagnostic des tumeurs, voir l'alinéa précédent. Les hyperplasies dues à la leucémie, à la pseudo-leucémie, à la malaria se révèlent par l'examen hématologique ou par les altérations des autres organes (ganglions lymphatiques, foie, etc.). Les tuméfactions secondaires de la rate peuvent être diagnostiquées par la découverte de l'affection fondamentale. On ne doit admettre l'existence d'une hypertrophie idiopathique de la rate que lorsque toutes les causes connues de gonflement de la rate peuvent être exclues. La maladie de *Banti* se caractérise dans son premier stade par de l'anémie, plus tard par de l'ascite et par de la cirrhose secondaire du foie.

Indications des interventions opératoires. — Lorsque le diagnostic d'une tumeur de la rate est certaine, l'intervention chirurgicale est indiquée (extirpation de la rate — splénectomie). L'opération est d'autant plus urgente que les troubles locaux sont plus grands et que l'accroissement rapide de la tumeur paraît plus certain. S'il y a de la fièvre qui peut être mise sur le compte de la présence d'un kyste suppuré, il faut intervenir séance tenante. Si, au contraire, la tumeur reste stationnaire, si les symptômes locaux sont minimes, s'il n'y a pas d'élévation de température, l'intervention opératoire n'est pas très urgente.

Lorsqu'on a affaire à une tumeur de la rate à

développement rapide et présentant tous les phénomènes d'un néoplasme primitif de cet organe, la splénectomie est également indiquée.

Si l'hypertrophie de la rate s'est développée chez un malade atteint de malaria, s'il existe des symptômes locaux pénibles (douleurs, sensation de tension) ou si la tumeur présente une grande mobilité faisant craindre une torsion du pédicule ou si enfin sa présence détermine d'autres phénomènes dangereux, l'ablation de l'organe malade paraît indiquée après l'échec des traitements médicaux.

L'hyperplasie de la rate, primitive, « idiopathique », presente la même indication. La seule splénomégalie vous fera cependant hésiter à intervenir si l'état général est bon, car l'opération (splénectomie) offre des dangers considérables.

Contre-indications. — S'il existe des complications graves du côté d'autres organes, dégénérescence amyloïde, kystes hydatiques multiples, il n'est pas indiqué, dans les tumeurs kystiques de la rate, de procéder à la splénectomie.

Des ponctions exploratrices ou des ponctions des kystes à travers la peau doivent être évitées comme dangereuses. En effet à la suite de la ponction il peut survenir une péritonite qui, si le kyste était purulent, peut devenir purulente et mortelle. De plus, il est possible que de cette manière on provoque une échinococcose du péritoine.

L'état leucémique du sang constitue une contre-indication absolue à la splénectomie. Dans tous les cas avérés de leucémie la splénectomie a eu une issue mortelle (*Jordan* donne la preuve de cette affirmation en se basant sur la totalité des cas observés au nombre de 28).

L'hypertrophie pseudo-leucémique de la rate constitue également une contre-indication absolue à la splénectomie qui n'a aucune chance de succès (*Jordan*), d'autant que cette opération est loin d'être exempte de danger.

Chez les malades fortement cachectiques avec anémie grave, œdèmes généralisés, tendance aux hémorragies et adhérences probablement étendues, l'ablation d'une rate malarique hypertrophiée est contre-indiquée.

Il faut aussi s'abstenir d'une manière absolue d'intervenir toutes les fois qu'on est en présence d'une tuméfaction secondaire de la rate due à la cirrhose du foie, à une cardiopathie ou à un trouble dans la circulation de la veine porte, à la dégénérescence amyloïde, à la tuberculose, à la syphilis. Les tumeurs métastatiques de la rate contre-indiquent également toute intervention chirurgicale.

Pronostic des interventions opératoires. — Dans les affections kystiques de la rate le pronostic est bon. Tous les cas opérés jusqu'à présent de kyste hématique (d'après *Jordan*, au nombre de

12) ont guéri sous l'influence des divers traitements opératoires institués (splénectomie, résection de la rate, incision, énucléation du sac kystique). Dans les cas d'échinocoques de la rate, on a obtenu également par la splénectomie 15 cas de guérison sur 17 cas, bien que beaucoup d'entre eux fussent compliqués d'adhérences étendues (*Jordan*).

Dans un cas que j'ai eu l'occasion d'observer, il y a déjà longtemps, on avait pratiqué la ponction d'un kyste hydatique de la rate et consécutivement injecté dans le sac une solution iodée; la guérison se fit sans accident. Il faut quand même considérer ce procédé thérapeutique comme risqué.

Dans 5 cas de sarcome primitif de la rate l'extirpation de cet organe a été suivie de guérison. Celle-ci dans un cas est restée durable. Il y a donc lieu de tenter l'extirpation de la rate même dans les cas de tumeur maligne de cet organe. Il est vrai que plusieurs fois on a vu survenir une récidive rapide.

L'extirpation de la rate hypertrophique due à la malaria est une intervention très dangereuse. Dans 117 cas on a noté une mortalité de 27 0/0 (Fevrier). Si la rate dans ces cas est mobile, le danger de l'intervention s'abaisse considérablement; sur 26 malades chez lesquels on avait extirpé une rate mobile due à la malaria un seul est mort, tandis que les autres 25 ont guéri (*Bessel-Hagen*). Il importe donc d'être particulièrement prudent lorsqu'on conseille une opération dans cette maladie. Après la splénectomie les troubles locaux s'étaient améliorés assez vite, tandis que les phénomènes généraux n'avaient rétrocédé que lentement.

L'hypertrophie idiopathique de la rate opérée a donné une mortalité de 13 0/0 (2 cas de mort et 13 guérisons sur 15 malades opérés).

D'après l'expérience actuelle on ne peut plus opposer une raison sérieuse à la splénectomie puisqu'à la rigueur on peut sans aucun doute se passer de la rate dont les fonctions sont vite remplacées.

Suites de l'abstention opératoire. — Si on ne traite pas chirurgicalement les cas de néoplasmes primitifs et d'échinocoques de la rate, ils se terminent par la mort. Les kystes hématiques de cet organe peuvent également mettre en danger la vie du malade par les complications (suppuration, torsion du pédicule, éclatement) qu'ils occasionnent.

La grosse rate des malades atteints de malaria est pour eux une source perpétuelle de souffrance; elles les exposent à des complications funestes et peut influencer très défavorablement leur état général par des troubles graves de la digestion.

L'hyperplasie chronique primitive de la rate n'est guère dangereuse pour l'organisme que dans les cas dans lesquels la rate est très mobile et très volumineuse.

BIBLIOGRAPHIE

JORDAN, *Die Exstirpation der Milz, ihre Indicationen und Resultate* (*Mitteilungen aus den Grenzgebieten der Medizin und Chirurgie*, Bd. XI, H. 3).

LASPEYRES, *Indicationen und Resultate totaler Milzexstirpationen. Zusammenfassendes Referat* (*Centralbl. für die Grenzgebiete der Medizin und Chirurgie*, 1904).

LITTEN, *Die Krankheiten der Milz* (Nothnagel's *Handbuch der spez. Pathol. und Therap.*, Bd. VIII, Wien).

BESSEL-HAGEN, *Ein Beitrag zur Milz-Chirurgie* (*Arch. f. klin. Chirurgie*, Bd. LXII).

SIMON, *Splenectomie bei primärem Sarkom der Milz* (*Beitr. zur klinischen Chirurgie*, Bd. XXXV, 1902).

BRAUN, *Chirurgie der Milzkrankheiten* (*Handbuch der praktischen Medizin*, herausgeg. von Ebstein-Schwalbe, Bd. II, Stuttgart, 1900).

JONNESCO, *La splénectomie* (*Revue de Chirurgie*, 1899, n° 11, et 1900, n° 9).

LLOBET, *Splénectomie totale* (*Ibidem*, 1900).

MICHAILOWSKY, *Splénectomie dans la splénomégalie malarique* (*Ibidem*, 1900).

FEVRIER, *Chirurgie de la rate* (*Revue de Chirurgie*, 1901, octobre ; *Gazette des hôpitaux*, 1901, octobre).

BOVÉE, *Splenectomy for congestive hypertrophy* (*Annals of surgery*, 1900, Juni).

WARREN, *The surgery of the spleen* (*Annals of surgery*, 1901, *May*).

2. — MALADIE DE BANTI

Étiologie. — Les causes de l'affection sont inconnues jusqu'à présent. La syphilis et le traumatisme jouent probablement un rôle dans l'étiologie. La maladie se développe avec prédilection chez des personnes jeunes.

Remarques anatomo-pathologiques. — Il existe peu de constatations anatomiques. La rate est tuméfiée; cet accroissement provient d'ordinaire de l'hypertrophie du tissu conjonctif. Le foie offre l'aspect de la cirrhose atrophique, parfois il est cependant traversé par de grosses traînées cicatricielles. On a noté des altérations assez graves (athéromateuses) dans le domaine de la veine liénale et de la veine porte.

Remarques cliniques. — *Banti* décrit trois stades à l'affection : 1° Tuméfaction primitive de la rate qui se complique d'anémie; la splénomégalie se développe petit à petit; la rate tuméfiée devient très grosse et dure et sa surface est lisse; en même temps surviennent les signes cliniques d'une anémie (palpitations, sensation de lassitude, œdème des pieds, épistaxis, etc.) qui s'aggravent de plus en plus [mais pas toujours parallèlement avec les altérations spléniques (*Fichtner*)]. Il y a aussi oligocytémie, oligochromémie et diminution du nombre des leucocytes (*Senator*). Pas d'élévation de la température ni de gonflement ganglionnaire; urine normale; pas d'ascite. Ce stade peut durer dix ans, mais d'ordinaire il ne s'observe que pendant trois à cinq ans. 2° Le stade de transition qui est caractérisé par la diminution de la quantité d'urine, par de l'urobilinurie, par la teinte ictérique de la peau et des muqueuses et par des troubles de l'estomac et de l'intestin. Cet état dure plusieurs mois et fait place : 3° A un stade de cirrhose secondaire du foie avec ascite ; cette dernière peut aussi disparaître temporairement. Ce troisième stade se distingue par des ascensions vespérales de la température, par des signes d'anémie, d'ictère et d'une diathèse hémorragique, signes qui deviennent de plus en plus manifestes. La mort survient d'ordinaire au plus tard un an après le commencement du troisième stade. Plusieurs fois on a signalé la coexistence d'une cholélithiase.

Diagnostic et diagnostic différentiel. — Toutes les autres données étiologiques d'une hypertrophie de la rate (malaria, affections pseudoleucémiques, etc.) font défaut. La marche de la maladie rend le diagnostic certain.

Indications des interventions opératoires. — Plusieurs fois on a déjà obtenu un arrêt du processus (voire même la guérison) par l'extirpation de la rate. L'indication de la splénectomie existe toutes les fois que le volume de la tumeur a causé des troubles locaux graves ou que l'affection du foie concomitante laisse supposer des suites dangereuses (Jordan). La tuméfaction de la rate nécessite aussi l'intervention si elle-même menace la vie du malade (par exemple par la torsion du pédicule ou si la rate est mobile, — Laspeyres). L'inaptitude au travail, les nécessités de l'existence déterminent le chirurgien à intervenir. Il n'y a pas lieu de recourir à une opération précoce si les indications sus-mentionnées n'existent pas; d'ailleurs la marche de la maladie est encore peu connue et l'intervention est toujours grave.

Contre-indications. — Si le malade est trop gravement affaibli, l'intervention est contre-indiquée. L'opération ne doit pas être faite non plus quand l'état général est bon, quand l'anémie manque et quand il n'y a pas de troubles locaux importants, alors même qu'on observe quelques phénomènes morbides du côté du foie. Des adhérences étendues de la rate constituent également une contre-indication. On peut diagnostiquer des adhérences étendues avec quelque vraisemblance lorsque les changements de position du malade restent sans influence sur la situation de la tumeur, lorsque cette dernière ne se déplace pas pendant la respiration et lorsque durant l'évolution de la maladie on a pu entendre en différents points de la tumeur un frottement péritonéal. Les probabilités d'adhérences larges de la rate augmentent quand la rate hypertrophiée n'est que peu ou pas mobile, lorsqu'on veut lui imprimer des mouvements passifs.

Pronostic et dangers de l'opération. — Sur 16 cas réunis par *Bessel-Hagen* 13 ont guéri par l'opération; 3 fois la mort s'en est suivie. L'opération est donc toujours relativement dangereuse malgré l'absence d'adhérences de la rate. Dans les cas à marche favorable l'état général est peu troublé. *Tansini* a pratiqué l'opération (splénectomie) dans le troisième stade de l'affection ; cinq mois après, la malade présentait tous les signes d'une santé parfaite.

Suites de l'abstention opératoire. — La maladie, si l'on n'intervient pas, semble après le troisième stade fatalement se terminer par la mort.

BIBLIOGRAPHIE

JORDAN, *Die Exstirpation der Milz, ihre Indicationem und Resultate* (*Mitteil. a. d. Grenzgeb. d. Medizin u. Chirurgie*, Bd. XI, H. 3).

SENATOR, *Ueber Anaemia splenica mit Ascites* (*Berliner klin. Wochenschr.*, 1901, 46).

FICHTNER, *Zur Kenntnis der Banti'schen Krankheit* (*Münchener med. Wochenschr.*, 1903, n° 11).

PRIBRAM, CHIARI, *Banti'sche Krankheit* (*Prager med. Wochenschr.*, 1902, n° 9 u. 24).

LASPEYRES, *Indicationen und Resultate totaler Milzexstirpationen. Zusammenfassendes Referat* (*Centralbl. f. d. Grenzgeb., d. Med. u. Chir.*, 1904).

TANSINI, *Die Splenektomie bei der Banti'schen Krankheit* (*Arch. f. klin. Chirurg.*, Bd. LXVII, 1902).

HARRIS and HERZOG, *Splenectomy in splenic anaemia* (*Annals of surgery*, 1901, July).

FEVRIER, *Chirurgie de la rate* (*Revue de Chirurgie*, 1901, octobre).

3. — RATE MOBILE

Étiologie. — Des anomalies congénitales, comme la longueur anormale des ligaments ou leur distension, leur élongation, à la suite de traumatismes ou en raison du poids exagéré de la rate augmentée de volume, constituent les facteurs étiologiques les plus importants. Quant à l'hypertrophie de la rate, elle est le plus souvent causée par la malaria, la leucémie ou la pseudoleucémie. La rate mobile non hypertrophiée s'observe plutôt chez la femme.

Remarques anatomiques. — « On a rencontré la rate déplacée dans toutes les régions possibles de l'abdomen » (Litten). Le plus souvent on la trouve dans l'hypogastre à gauche; la position du hile est dans des cas nombreux fortement modifiée. La rate est fréquemment hypertrophiée; parfois, quand il y a torsion de son pédicule, elle est gravement altérée dans sa structure (atrophie, ratatinement, gangrène); dans ce dernier cas, les vaisseaux afférents et efférents peuvent être atrésiés, ou même complètement oblitérés. La torsion du pédicule peut être multiple. Quelquefois la rate en ectopie est fixée ultérieurement par des adhérences.

Remarques cliniques. — La rate mobile ne se trouve pas à sa place normale; on la découvre sur un autre endroit de l'abdomen. Si elle n'est pas fixée dans sa nouvelle position par des brides inflammatoires, on peut la réduire vers sa loge normale. L'affection peut exister sans occasionner de symptômes. Souvent les malades n'accusent que des troubles vagues (sensation de pesanteur, nausées, dyspepsie, maux de tête); parfois on constate des affections névralgiques, voire même des parésies des jambes, parfois du ténesme. On a souvent observé des cas avec phénomènes d'obstruction intestinale. Fréquemment à côté de la rate mobile il y a aussi entéroptose.

Diagnostic et diagnostic différentiel. — La tumeur en question a-t-elle la forme caractéristique de la rate avec les encoches du bord interne, pulsation de l'artère splénique au niveau du hile, d'autre part, trouve-t-on un son tympanique dans la région de la rate et ce tympanisme est-il suivi d'une matité *in situ*, après réduction de la tumeur, il ne peut s'agir que d'une rate mobile. La confusion est fréquente avec la néphroptose, avec les tumeurs de l'ovaire ou encore avec d'autres tumeurs pédiculées des organes abdominaux. La palpation montre-t-elle les reins en situation normale, permet-elle d'apprécier les encoches du hile, sa réductibilité, procède-t-on à un examen détaillé des organes génitaux, on évitera une erreur de diagnostic. Si on perçoit des frottements au niveau de la tumeur, il y aura périsplénite.

Le diagnostic de torsion du pédicule s'imposera parfois s'il survient des crises douloureuses très violentes, à début brusque, si l'on note un accroissement rapide de la tumeur splénique, si cette dernière est fortement sensible à la pression, si l'on a constaté avec certitude le changement de position de la tumeur et si enfin il y a des phénomènes de péritonite et de collapsus.

Indications des interventions opératoires. — Si malgré l'institution d'un traitement interne ayant pour but de diminuer le volume de la rate, si malgré l'application de bandages contentifs des troubles marqués persistent rendant l'existence précaire, ou bien si la tumeur, cause de tous les troubles, est très volumineuse, de telle sorte que sa présence constitue un danger imminent pour l'organisme, une intervention chirurgicale (extirpation, rarement splénopexie) est justifiée.

Dans le cas où la torsion du pédicule paraît probable, il est indiqué de pratiquer l'extirpation de la rate pour obvier à des complications dangereuses.

Plusieurs chirurgiens considèrent que toute rate mobile, même non hypertrophiée, doit être extirpée, alors même qu'elle ne détermine pas de troubles, en raison de la menace d'une torsion du pédicule. Cette proposition radicale ne trouvera pas jusqu'à nouvel ordre beaucoup d'adeptes, car les cas de mort observés prouvent que l'opération n'est pas exempte de danger; d'un autre côté, la torsion du pédicule est très rare dans la rate mobile de volume normal. La fixation de la rate qui a été plusieurs fois proposée semble, dans ces cas, être une intervention de moindre importance, mais on ne doit pas la pratiquer, s'il n'y a que peu ou pas de troubles.

Contre-indications. — Un état de marasme, des affections graves d'autres organes, une leucémie ou une pseudoleucémie concomitantes feront reculer devant l'intervention.

Des douleurs intenses mais de courte durée et d'autres troubles locaux ne justifient pas l'intervention, si la rate a un volume normal, à moins qu'on ne soupçonne une torsion du pédicule. En effet, les symptômes si pénibles peuvent disparaître complètement et pour longtemps après la réduction de la rate. J'ai eu l'occasion, il y a sept ans, d'observer une jeune fille atteinte de rate mobile qui souffrait de douleurs excessivement violentes, mais par accès de courte durée, douleurs qui cédaient au port d'un bandage. Bien que la malade ait quitté le bandage depuis cinq ans elle n'a plus eu d'autres accès.

Dans les cas de rate volumineuse, le danger de l'opération est grand : aussi, en pareil cas, on ne procédera à l'extirpation que tout à fait exceptionnellement.

La grossesse ne contre-indique pas absolument l'extirpation.

Dangers de l'opération. — Jusqu'en 1900 on a traité, d'après *Bessel-Hagen*, 92 cas de rate mobile par l'extirpation (ces rates avaient une étiologie diverse, elles étaient hypertrophiées ou non); 17 de ces opérés sont morts. Un grand pourcentage de mortalité est fourni par les opérations que l'on pratique dans la torsion du pédicule et il est dû à la gravité de l'affection. Les extirpations faites au cas de rate malarique (sans torsion) se sont terminées assez favorablement (1 cas de mort sur 15 cas); il en est de même dans l'hypertrophie simple (2 cas de mort sur 28 cas).

Succès de l'opération. — Presque toujours les malades récupéraient à brève échéance leur aptitude au travail et les douleurs disparaissaient complètement.

Marche dans l'abstention opératoire. — Dans beaucoup de cas la rate mobile est bien supportée par les malades qui n'éprouvent que peu ou pas de troubles. S'il y a torsion du pédicule la nécrose de l'organe en est la conséquence et le malade meurt si l'on n'intervient pas à temps.

BIBLIOGRAPHIE

LITTEN, *Die Krankheiten der Milz* (Nothnagel's *Handbuch d. Spez. Pathol. u. Therapie*, Wien, 1898).

BESSEL-HAGEN, *Ein Beitrag zur Milzchirurgie* (*Archiv. f. klin. Chirurgie*, Bd. LXII, H. 1).

LASPEYRES, *Indikationen und Resultate totaler Milzexstirpationen. Kritisches Sammelreferat* (*Centralbl. f. d. Grenzged. d. Med. u. Chirurgie*, 1904).

STIERLEIN, *Ueber die chirurgische Behandlung der Wandermilz* (*Zeitschrift für Chirurgie*, Bd. XLV).

SCHWARTZ, *Milzexstirpation* (*Wiener klin. Wochenschr.*, 1900, n° 52; und *Centralbl. f. Gynäkol.*, Bd. XXIII, n° 31).

CHRISTOMANOS, *Ein Fall von vollständiger Milznekrose* (Ziegler's *Beitr. zur pathologischen Anatomie*, Bd. XXIV, p. 519).

FEVRIER, *Chirurgie de la rate* (*Revue de Chirurgie*, 1901, oct.).

JONNESCO, *La splénectomie* (*Revue de Chirurgie*, 1894, n° 11; 1901, n° 9).

CHANDELEUX, *Splénectomie pour rate mobile* (*Lyon médical*, 1900, n° 13).

SCOTT STONE, *Splenectomy for floating spleen* (*Annals of surgery*, 1899, september).

WARREN, *The surgery of the spleen* (*Annals of surgery*, 1901, mai).

4. — LA RUPTURE DE LA RATE

Étiologie. — Les causes de rupture de la rate sont les traumatismes qui frappent l'organe, celui-ci étant déjà altéré ou non. Lorsque la rate est pathologique (notamment dans l'hypertrophie malarienne) des traumatismes insignifiants peuvent souvent produire une rupture.

Remarques anatomiques. — La rupture de la rate peut être la seule conséquence d'un traumatisme de l'abdomen. On trouve dans la cavité abdominale une extravasation de sang considérable qui occupe les parties les plus déclives ou qui s'est distribuée irrégulièrement, s'il y a des adhérences péritonéales. Dans un de mes cas un coagulum entourant la rate et présentant des adhérences avait simulé une tumeur énorme et sessile de la rate.

Remarques cliniques. — Diagnostic. — Les symptômes de la rupture sont ceux d'une hémorragie interne grave. Le début se manifeste par une douleur poignante avec pâleur, vertige, vomissements, syncope. La fréquence du pouls augmente; le pouls devient petit; le ventre est ballonné; il existe de la matité sur les parties déclives de l'abdomen ou dans la région de la rate; dans ce dernier cas les limites de la matité sont irréguliers. Si le médecin connaît déjà l'aire de la rate hypertrophiée et l'a délimitée avant la rupture, la diminution rapide du volume de l'organe, par suite de la saignée dont il est le siège, offre une importance diagnostique considérable. On ne peut poser le diagnostic qu'exceptionnellement, car les hémorragies internes des autres organes abdominaux déterminent des symptômes analogues. Le diagnostic deviendra probable si les symptômes péristaltiques manquent, si l'extravasation du liquide se propage de la fosse iliaque gauche dans la droite, et si enfin la rate, hypertrophiée auparavant, se rapetisse.

Indications des interventions opératoires. — Lorsqu'on a pu établir avec quelque vraisemblance le diagnostic d'hémorragie interne due à une rupture de la rate, il est absolument indiqué de pratiquer une laparotomie pour découvrir la source de l'hémorragie et, au besoin, pour enlever l'organe qui saigne (splénectomie).

Contre-indications. — Elles sont constituées par les complications les plus graves du côté d'autres organes.

Dangers et succès de l'opération. — D'après *Jordan* on a obtenu (de 1893 à 1903), par la splénectomie, une guérison sur 29 cas. Étant donnée la gravité de l'affection, l'opération ne peut pas être envisagée comme très grave.

Suites de l'abstention opératoire. — Le pronostic est excessivement mauvais si on n'opère pas. L'expectation est suivie de mort dans la grande majorité des cas.

BIBLIOGRAPHIE

LITTEN, *Krankheiten der Milz* (Nothnagel's *Handb. d. spez. Pathol. u. Therap.*, Bd. VIII, Wien, 1898).

JORDAN, *Die Exstirpation der Milz*, etc. (*Mitteil. a. d. Grenzgeb. d. Med. u. Chirurg.*, Bd. XI, H. 3).

LASPEYRES, *Indicationen und Resultate totaler Milzexstirpationen. Zusammenfassendes Referat* (*Centralbl. f. d. Grenzgeb. d. Med. u. Chir.*, 1904).

BERGER, *Die Verletzungen der Milz und ihre chirurgische Behandlung* (*Arch. f. klin. Chirurg.*, Bd. LXVIII, 1902).

BALLANCE, *On splenectomy for rupture without external wound* (*Practitioner*, 1898, april).

LOISON, *Ruptures traumatiques de la rate dans les contusions de l'abdomen* (*Bullet. et Mémoir. de la Société de Chirur. de Paris*, t. XXVII, p. 40).

MAUCLAIRE, *Rupture de la rate* (*Ibidem*, 1901, nos 4 et 24).

5. — ABCÈS DE LA RATE

Étiologie. — Le plus souvent l'abcès de la rate se produit après des traumatismes, après des suppurations dans le voisinage de la rate ou par suite d'embolies suppurées au cours d'une endocardite ulcéreuse. Il faut encore ajouter comme facteur étiologique la fièvre récurrente et la dothiénentérie.

Remarques anatomo-pathologiques. — Les abcès de la rate peuvent avoir un siège central ou périphérique; ils peuvent être solitaires ou multiples. Leur volume varie extraordinairement (il peut atteindre la grosseur d'une tête d'enfant). Parfois la suppuration existe aussi dans le voisinage de la rate (abcès sous-phréniques); parfois la rate nage en quelque sorte dans du pus; quelquefois on rencontre de grosses adhérences avec les organes voisins. Le pus de l'abcès peut être stérile.

Remarques cliniques. — Diagnostic. — Le diagnostic de cette lésion, d'ailleurs rare, ne peut être établi que rarement. Le diagnostic sera seulement possible si dans l'endocardite ulcéreuse ou dans la fièvre récurrente ou typhoïde on constate une brusque tuméfaction de la rate avec douleurs violentes dans la région splénique s'irradiant vers l'épaule gauche, s'il y a des frottements périspléniques, si la fièvre augmente et s'accompagne de frissons, si finalement elle acquiert un caractère rémittent. Lorsqu'au niveau d'une splénomégalie il se développe un point fluctuant une ponction exploratrice (immédiatement suivie de la laparotomie) tranchera parfois le diagnostic. Dans quelques cas on voit le pus faire irruption dans une cavité voisine, parfois dans l'abdomen ou dans le poumon, pendant que la tumeur diminue visiblement.

J'ai eu plusieurs de ces cas dans ma pratique ; je n'ai pu établir le diagnostic qu'une seule fois, après une ponction exploratrice qui donna du pus. J'ai surtout observé l'abcès de la rate après les endocardites, une fois au cours d'une pyléphlébite compliquant une appendicite.

Indications des interventions opératoires. — Lorsqu'on a constaté une suppuration dans la région de la rate ou dans la rate elle-même, il y a indication absolue d'intervenir. L'opération consiste ou dans la ponction (procédé le plus dangereux à cause de la possibilité d'une infection péritonéale) ou dans l'incision, ou dans l'extirpation (lorsque la rate baigne dans le pus et qu'il n'y a pas d'adhérences).

Seuls la découverte de plusieurs foyers de suppuration (dans le rein, etc.) et un marasme avancé *constituent une contre-indication*.

Suites de l'abstention opératoire. — Dans la plupart des cas l'abcès de la rate se termine par la mort. Cependant il peut aussi rester longtemps encapsulé et ne devenir brusquement grave qu'ultérieurement.

J'ai diagnostiqué le cas auquel j'ai fait allusion ci-dessus par hasard chez une femme non fébricitante qui, quelques années auparavant, avait été atteinte de fièvre puerpérale; à cette époque, elle avait ressenti des douleurs violentes dans la région de la rate.

Chances de l'opération. — *Laspeyres* a réuni 11 cas de ce genre; tous les malades opérés avaient guéri. Il faut cependant faire remarquer qu'on n'a peut-être pas publié les opérations avec terminaison fatale.

BIBLIOGRAPHIE

LITTEN, *Die Krankheiten der Milz* (Nothnagel's *Handbuch der spez. Pathol. und Therap.*, Bd. VIII).

LASPEYRES, *Indikationen u. Resultate totaler Milzexstirpationen* (*Centralbl. f. d. Grenzgeb. der Mediz. u. Chirurg.*, 1904).

KEHR, *Chirurgie der Milz* (*Handb. der. prakt. Chirurg.* herausg. von Mikulicz, Bergmann u. Bruns, Bd. III).

BESSEL-HAGEN, *Ein Beitrag zur Milzchirurgie* (*Arch. f. klin. Chirurg.*, Bd. LXII, H. 1).

MURPHY, *Note on successful splenectomy* (*British med. Journ.*, n° 3).

FEVRIER, *Chirurgie de la rate* (*Revue de chirurgie*, 1901; et *Gazette des hôpitaux*, octobre 1901).

MALADIES DU PANCRÉAS

I. — INFLAMMATION, NÉCROSE DU PANCRÉAS NÉCROSE DE LA GRAISSE

Étiologie. — Des processus ulcératifs de l'estomac et du duodénum, des blessures, des hémorragies spontanées peuvent avoir une importance étiologique notable ; il en est de même de la cholélithiase et des calculs du pancréas. Des gens obèses ont une prédisposition à la nécrose du pancréas.

Remarques anatomo-pathologiques. — On distingue des inflammations purulentes, aiguës, hémorragiques et nécrosantes à tous les degrés. Souvent on trouve de nombreux petits foyers de nécrose du tissu graisseux au niveau de la cavité abdominale. Par suite de l'inflammation ou de la nécrose se produisent souvent de gros foyers purulents ou putrides dans lesquels se trouve la glande nécrosée et qui restent ordinairement encapsulés par suite de la formation d'adhérences péritonéales ; les abcès occupent d'habitude la région supérieure de l'abdomen. A côté de la pancréatite il existe relativement souvent une angiocholite infectieuse, de date ancienne; il n'est pas rare qu'elle s'accompagne d'une obstruction calculeuse au niveau de l'ampoule de Vater avec reflux de bile infectée qui passe du canal cholédoque dans le canal pancréatique.

Remarques cliniques. — D'après *Mayo-Robson* on distingue trois formes de pancréatite : la forme aiguë, subaiguë et chronique. La maladie débute souvent bruyamment, chez des personnes obèses, par des douleurs très violentes dans la région stomacale, avec vomissements, nausée et phénomènes péritonéaux.

Il survient rapidement du météorisme et une sensation douloureuse à la pression de l'abdomen; il ne s'échappe par l'anus ni fèces ni gaz.

Le pouls est petit et fréquent, le malade est d'ordinaire en état de collapsus. La fièvre manque souvent.

Si le malade ne meurt pas de shock dans les premiers jours de l'affection, il se développe petit à petit un gonflement inflammatoire de la région supérieure de l'abdomen et en même temps on constate du dépérissement et de la fièvre rémittente. La distension de l'estomac et du côlon indique que la lésion siège derrière ces organes. Par des lavements on peut souvent provoquer des selles; plus tard il y a même diarrhée. Les selles sont parfois graisseuses et contiennent de nombreuses fibres musculaires non digérées. La glycosurie n'est pas rare. Les nausées ne cessent pas.

La peau présente quelquefois une coloration gris brunâtre. Dans beaucoup de cas on a noté de l'ictère, notamment dans la pancréatite chronique au cours de laquelle on a réussi parfois à toucher au niveau de la tête du pancréas une induration. L'amaigrissement rapide fait souvent penser à un néoplasme, et les accès ayant le caractère des coliques hépatiques simulent une affection des voies biliaires (la pancréatite est souvent un état secondaire dû à l'enclavement d'un calcul dans la région du diverticule de Vater). On sent souvent la vésicule biliaire distendue.

Diagnostic. — Le diagnostic est souvent très difficile à faire. Dans les stades précoces (pancréatite aiguë) il ne peut pas d'habitude être posé; la plupart des cas se présentent avec l'allure d'une obstruction intestinale ou d'une péritonite par perforation ; il en était ainsi dans un de mes cas. Dans les stades ultérieurs on peut diagnostiquer l'affection en tenant compte des antécédents (début brusque avec douleurs violentes dans l'épigastre, vomissements, constipation, météorisme), de la marche fébrile et de la constatation de la tumeur aux périodes avancées de la maladie. Si l'insufflation de l'estomac et de l'intestin laisse la tumeur derrière les parties distendues, elle ne peut appartenir ni au foie, ni à la vésicule biliaire, ni à la rate.

On ne pourra pas toujours éviter sa confusion avec l'obstruction intestinale, la péritonite par perforation, la périnéphrite ou les abcès par congestion, mais on ne commettra pas souvent ces erreurs de diagnostic si l'on fait attention à tous les signes sus-mentionnés.

Chez une malade obèse d'un certain âge, que nous avons eu, M. Ewald et moi, l'occasion d'observer il y a quelques années, s'était développée dans l'hypocondre gauche avec des phénomènes péritonéaux bruyants une grosse tuméfaction inflammatoire et d'apparence rétro-tonéale. A plusieurs reprises (mais pas d'une manière constante) on avait remarqué des selles graisseuses et du sucre dans l'urine. Comme le gonflement empiétait aussi sur le côté droit, mais n'occupait que la région supérieure de l'abdomen, le cas — dont nous avons pu suivre la marche dès le début — nous semblait être un processus inflammatoire (nécrose ?) du pancréas. L'opération — ouverture du foyer purulent — montra en effet qu'il existait sur différents endroits du péritoine des foyers nécrosés ; guérison.

La pancréatite chronique a été particulièrement souvent confondue avec le carcinome du pancréas, car dans la pancréatite chronique la tête du pancréas peut être transformée en une masse tubéreuse de telle sorte que même l'opération ne permet pas de faire une distinction nette.

Indications des interventions opératoires. — Si les stades subaigus dans la nécrose du pancréas peuvent être diagnostiqués avec seulement quelque vraisemblance, si surtout il s'est déjà formé une tuméfaction inflammatoire palpable dans la région supérieure de l'abdomen, l'intervention est justifiée, pourvu que le malade ne soit pas trop prostré; l'opération consistera à ouvrir après laparotomie la cavité qui contient du pus ou un liquide putride et à drainer. Quand on soupçonne une pancréatite chronique et qu'il existe des phénomènes inquiétants (ictère grave, amaigrissement rapide, douleurs violentes), beaucoup d'auteurs conseillent l'opération (après laparotomie exploratrice on enlève une concrétion et on draine les voies excrétrices du pancréas, ou bien on établit une fistule de la vésicule biliaire ou enfin une fistule vésiculo-duodénale).

Dans la pancréatite aiguë les uns sont partisans d'intervenir (soit qu'ils pratiquent une simple laparotomie avec drainage consécutif, soit qu'ils aillent à la recherche du pancréas et l'incisent), les autres au contraire sont opposés à cette façon de faire. C'est le chirurgien et non le praticien qui doit presque toujours décider l'intervention; du reste, on opère habituellement guidé par un diagnostic erroné (obstruction intestinale, péritonite par perforation), ou on ne pratique qu'une laparotomie exploratrice.

Contre-indications. — Dans le premier stade, si tant est qu'il soit possible de le reconnaître, l'intervention, au dire de la plupart des auteurs, est contre-indiquée puisque presque tous les malades meurent pendant ou après l'opération par suite du shock (Voir le chapitre précédent). Tant qu'il existe des signes d'irritation péritonéale (météorisme généralisé, vomissements fréquents, imperméabilité de l'intestin pour les fèces et les gaz) et que le malade est dans le collapsus, l'opération, d'après la plupart des chirurgiens, est contre-indiquée, tandis que d'autres, par exemple *Mikulicz*, opèrent même à cette période.

Chances de l'opération. — Sur 75 cas de pancréatite aiguë opérés (opérations précoces et tardives) 29 malades ont guéri ; de ces cas guéris, 25 ont trait à 37 opérations qui concernaient également le pancréas, tandis que les 4 autres seulement ressortissent aux 41 opérations dans lesquelles le pancréas n'avait pas été touché (v. *Mikulicz*). Une quantité notable des malades ont succombé immédiatement après l'opération, d'autres sont morts, plus ou moins longtemps après, de suppurations profuses ou d'hémorragies ultérieures. Plusieurs fois on a vu s'établir une fistule pancréatique, mais qui presque toujours s'est fermée. D'après *Mikulicz* les opérations pratiquées, jusqu'à présent, dans la pancréatite chronique sont assez encourageantes. Sur 38 malades opérés, 33 ont guéri, 5 sont morts. *Truhart* a réuni 17 cas puisés dans la littérature médicale de guérison par l'intervention, dans la nécrose multiple du tissu graisseux abdominal.

Marche de l'affection si on n'intervient pas. — S'il s'agit d'une pancréatite ou d'une nécrose du pancréas à marche subaiguë, le malade en général meurt de marasme progressif. Il se développe ou une péritonite générale ou des thromboses veineuses, des abcès du foie ou de la rate, ou bien il apparaît un abcès sous-phrénique avec altérations secondaires du poumon et de la plèvre (par irruption à travers le diaphragme). Les cas sont rares dans lesquels il y a eu guérison spontanée de la nécrose multiple du tissu graisseux abdominal à la suite de l'élimination du pancréas nécrosé par le rectum ou de l'évacuation spontanée d'un abcès à travers la paroi abdominale (*Truhart* note 8 cas de ce genre).

L'inflammation chronique de la tête du pancréas produit dans beaucoup de cas, par suite de la compression des voies biliaires, une cachexie et une cholémie mortelle. Je me rappelle un assez grand nombre de ces cas que j'ai autopsiés.

BIBLIOGRAPHIE

Körte, *Krankheiten des Pankreas* (*Deutsche Chirurgie*. Stuttgart, Enke, 1898).

Oser, *Die Krankheiten des Pankreas* (Nothnagel's *Handbuch der spez. Pathol. und Therap.*, Wien, 1898, A. Hölder).

Truhart (H.), *Pankreas-Pathologie*, I. Teil : *Multiple abdominelle Fettgewebsnekrose*, Wiesbaden, 1902, F. Bergmann.

Takayasu, *Beitrag zur Chirurgie des Pankreas* (*Mitteilungen aus d. Grenzgeb. d. Mediz. u. Chirurg.*, Bd. III).

v. Mikulicz, *Uber den heutigen Stand der Chirurgie des Pankreas* (*Mitteilung. aus. d. Grenzgeb. der Med. u. Chirurg.*, Bd XII, H. 1).

Mayo Robson and Moynihan, *Diseases of the pancreas and their ..gical treatement.* Philadelphia and London, 1903, Saunders et Comp.

Newton Pitt, *Five cases of acute pancreatitis* (*Transaction of the Clinical society of London*, 1899).

Page, *Traitement des pancréatites suppurées et gangréneuses.* Thèse de Bordeaux, 1898.

Faure, *Pancréatite suppurée* (*Bulletin et Mém. de la Société de chirurgie de Paris*, 1899, 8 déc.).

M. Heger, *La chirurgie du pancréas* (*Journ. méd. de Bruxelles*, 5e année, n° 33).

2. — LES CALCULS DU PANCRÉAS

Leur **étiologie** est encore tout à fait obscure. Les processus qui provoquent une stase de la sécrétion pancréatique semblent favoriser la formation de calculs. Le plus souvent la lithiase apparaît de préférence chez l'homme, de trente-cinq à quarante-cinq ans.

Remarques anatomo-pathologiques. — Généralement on trouve plusieurs calculs; parfois le canal de *Wirsung* est incrusté. Les calculs se rencontrent fréquemment à proximité de l'orifice duodénal. Ils peuvent atteindre le volume d'une cerise et ils sont composés habituellement de phosphate ou de carbonate de chaux. Les altérations du parenchyme glandulaire et des canaux excréteurs, notamment leur inflammation, ne sont pas rares; elles sont suivies de la formation d'abcès.

Remarques cliniques. — Les coliques fréquentes, survenant par accès, ressemblant à des coliques hépatiques et, se localisant dans la région du creux épigastrique, constituent le symptôme le plus saillant ; fréquemment les douleurs s'irradient vers le côté gauche. Après l'accès, on peut trouver dans les fèces des concrétions blanc grisâtres composées de phosphate ou de carbonate de chaux. Souvent, durant l'accès, on a noté un ptyalisme intense. La diarrhée avec élimination de grandes quantités de fibres musculaires non digérées et de graisse résorbée constituent des symptômes tardifs qu'on rencontre parfois ; il en est de même du diabète et de l'ictère. La fièvre est rare.

Diagnostic. — Il s'appuie sur l'apparition de crises de colique suivies de l'élimination de concrétions caractéristiques et parfois accompagnées d'un ictère léger; à ces phénomènes se surajoutent comme symptômes tardifs la glucosurie, la stéatorrhée et des symptômes de dyspepsie. Le diagnostic jusqu'à plus ample informé n'est qu'exceptionnellement possible.

Indications des interventions opératoires. — Les calculs du pancréas ne s'accompagnant que rarement de symptômes caractéristiques; à moins qu'ils ne s'éliminent par hasard avec les selles, le chirurgien ne pourra tenir compte que des troubles secondaires ou des phénomènes concomitants qu'ils produisent. Ce sont l'obstruction du canal pancréatique et de ses branches et la pancréatite chronique ou subaiguë qui en résulte. Le chirurgien trouvera une indication à intervenir seulement dans la constatation des symptômes provoqués par la pancréatite. Quoi qu'il en soit, il doit toujours penser à la possibilité de calculs pancréatiques. (*v. Mikulicz.*) L'indication d'une intervention dépendra donc de l'apparition d'une tuméfaction inflammatoire palpable dans la région du pancréas et des troubles graves (douleurs, fièvre) qu'elle occasionne.

Contre-indications. — L'existence de coliques sans expulsion de calculs caractéristiques et sans gonflement dans la région du pancréas parlera plutôt contre l'opération ; du reste, le diagnostic n'est jamais absolument certain. Si les troubles sont minimes, l'élimination de concrétions ne nous déterminera pas à elle seule à pratiquer l'opération.

Relativement aux **dangers d'une intervention chirurgicale et de ses suites,** ainsi qu'à la possibilité de récidives après l'ablation de calculs, on possède trop peu d'expérience pour pouvoir formuler un jugement judicieux. Sur 3 cas opérés 2 sont morts après l'opération ; le troisième malade a été guéri par l'ablation d'un calcul à travers le duodénum.

BIBLIOGRAPHIE

ZESAS (G.), *Beitrag zur Diagnose der Lithiasis pancreatica. Zusammenfassendes Referat* (*Centralbl. für die Grenzgeb. der Mediz. u. Chirurg.*, 1903, n° 21).

v. MIKULICZ, *Ueber den heutigen Stand der Chirurgie des Pankreas* (*Mitteilungen aus den Grenzgeb. d. Mediz. u. Chirurg.*, Bd. XII, H I).

MAYO ROBSON and MOYNIHAN, *Diseases of the pancreas and their surgical treatement.* Saunders and Comp., Philadelphia and London, 1903.

KÖRTE, *Die chirurgischen Krankheiten des Pankreas* (*Deutsche Chirurgie*, Stuttgart, 1898).

OSER, *Pankreaskrankheiten* (*Spez. Path. u. Therapie*, herausg. von Nothnagel, Wien, 1898, Hölder).

M. HEGER, *La chirurgie du pancréas* (*Journ. méd. de Bruxelles*, 5e année, n° 33).

3. — KYSTES DU PANCRÉAS

Étiologie. — Les traumatismes et les inflammations chroniques (interstitielles) semblent être d'une importance étiologique considérable. Les personnes d'âge moyen en sont le plus fréquemment atteintes.

Remarques anatomo-pathologiques. — Les kystes peuvent devenir excessivement gros, contenir jusqu'à 20 litres de liquide. Ils s'accroissent le plus ordinairement dans la cavité de l'épiploon, entre l'estomac et le colon transverse; plus rarement, ils bombent au dessus de la petite courbure de l'estomac, ou encore ils font saillie au-dessous du colon transverse. Les kystes sont d'ordinaire sessiles, rarement pédiculés. Ils contiennent un liquide incolore ou foncé dans lequel on trouve régulièrement les ferments du pancréas.

Remarques cliniques. — On rencontre habituellement, dès le début des douleurs dans la région stomacale, des vomissements, de l'amaigrissement prononcé et de l'ictère. Les kystes de forme sphérique, élastiques à la palpation et le plus souvent peu mobiles, sont visibles et palpables plutôt vers la ligne médiane que latéralement dans l'hypocondre. Rarement on constate la glycosurie et des selles graisseuses; la digestion intestinale n'est habituellement pas troublée. Le développement de la tumeur est souvent très lent; parfois on observe sa disparition et sa réapparition périodiques.

Diagnostic et diagnostic différentiel. — Abstraction faite des antécédents (étiologie traumatique ou inflammatoire) et des phénomènes souvent très prononcés de compression de l'estomac et de l'intestin, le diagnostic doit avant tout tenir compte du rapport topographique de la tumeur avec les organes que nous venons de nommer. Lorsque l'estomac est distendu, une partie du kyste est dans beaucoup de cas masquée par lui; le plus fréquemment l'estomac surplombe la tumeur en haut, plus rarement en bas, de telle sorte qu'on sent le kyste recouvert en partie par lui, soit en dessus, soit en dessous. Dans le premier cas, l'insufflation du côlon transverse montre que le kyste se trouve au-dessus de ce dernier par conséquent entre l'estomac et le colon transverse (ce qui est la forme typique). Si le kyste siège au-dessous du colon transverse, on trouve la partie distendue de l'intestin au-dessus du kyste. La ponction dans un but diagnostique est à déconseiller comme excessivement dangereuse.

Il est parfois difficile de distinguer cette affection des autres maladies abdominales kystiques. Même dans les kystes très volumineux de l'ovaire on n'observe pas leur recouvrement par l'estomac, comme cela a lieu pour les kystes du pancréas; dans les kystes de l'ovaire à siège élevé l'utérus est tiré en haut. Les kystes du foie ne sont jamais couverts par l'estomac distendu ou insufflé. La vésicule biliaire tuméfiée n'a presque jamais au-devant d'elle des parties de l'intestin, ce qui est généralement le cas pour les kystes de la tête du pancréas. Néanmoins, j'avais pensé dans un cas de kyste pancréatique (dans lequel le diagnostic a été rectifié par l'opération) plutôt à une affection de la vésicule biliaire, à cause de la mobilité très grande du kyste et en raison des antécédents. Les kystes de la rate ne sont pas non plus surplombés par l'estomac et l'intestin. Les hydronéphroses ne partent jamais de l'épigastre et sont nettement palpables par la région lombaire après l'insufflation de l'intestin qui se trouve médian par rapport à l'hydronéphrose. Les kystes du mésentère et les kystes par rétention de la cavité des épiploons sont parfois très difficiles à distinguer des kystes pancréatiques sortant de la profondeur.

Indications des interventions opératoires. — Étant donné que ces kystes abandonnés à eux-mêmes progressent, l'intervention chirurgicale est indiquée dès qu'on a pu établir avec quelque vraisemblance le diagnostic de kyste du pancréas. S'il y a des troubles graves, notamment des douleurs violentes, on procédera à une opération hâtive. Un collapsus subit coïncidant avec la disparition du kyste et l'apparition de phénomènes d'irritation péritonéale (météorisme, sensibilité diffuse de l'abdomen à la pression, vomissements, constipation, etc.) rendra l'opération urgente, car ces phénomènes peuvent être la conséquence d'une rupture du kyste. L'intervention consiste dans l'ouverture du kyste en un ou deux temps après l'avoir préalablement suturé à la paroi abdominale ou bien dans l'extirpation du kyste. La ponction (dans un but diagnostique ou thérapeutique) sans qu'on ait ouvert l'abdomen est un procédé très dangereux (5 cas de mort sur 7); aussi faut-il y renoncer.

Contre-indications. — A moins d'avoir affaire à des états graves rendant toute intervention impossible (coexistence de maladies sérieuses, âge avancé), il n'existe pas de contre-indications.

Dangers et suites fâcheuses de l'opération. — Sur 141 malades traités par la suture et le drainage du kyste, 7 sont morts des suites de l'opération et un à la suite d'une infection ultérieure qui partait de la fistule. Il faut surtout craindre la péritonite qui pourrait survenir consécutivement au passage du contenu du kyste dans la cavité abdominale. Dans 22 cas d'extirpation, on a noté 4 cas de mort. Cette méthode opératoire est donc de beaucoup plus dangereuse et plus importante. Après l'incision on voit souvent s'établir des fistules qui persistent longtemps (quelquefois pendant plusieurs années) ; fréquemment il se développe un eczéma grave autour de l'orifice du trajet fistuleux ; un de ces malades est mort par suite d'une érosion ultérieure de l'artère splénique. La nécrose de la paroi du kyste souvent observée après l'incision peut déterminer des phénomènes septiques.

Succès des opérations. — Dans des cas nombreux on obtient une guérison complète par l'incision ou par l'extirpation des kystes. Les 10 malades opérés par *v. Mikulicz* ont tous guéri (2 extirpations, 8 incisions du kyste). Le plus souvent, la guérison s'est maintenue, même après des années. Dans quelques cas rares dans lesquels on avait pratiqué une incision on a vu survenir une récidive du kyste. Les douleurs qui souvent sont violentes disparaissent régulièrement après l'opération.

Marche de l'affection si on s'abstient de l'intervention. — Plusieurs malades sont morts à la suite de la rupture du sac et à la suite d'hémorragies graves dans ce dernier. Le kyste a une tendance à croître, et, en croissant de plus en plus, il détermine tous les phénomènes douloureux, pénibles et dangereux inhérents à toute tumeur volumineuse de la région supérieure de l'abdomen.

BIBLIOGRAPHIE

KÖRTE, *Die chirurgischen Krankheiten des Pankreas* (*Deutsche Chirurg.*, 1898, Stuttgart, Enke).

KÖRTE, *Pankreaskrantheiten* (*Handbuch der prakt. Chirurg.*, 2. Aufl., herausgegeb. von Mikuliez, Bruns u. Bergmann, Bd. III Stuttgart, 1903).

OSER, *Krankheiten des Pankreas* (*Handbuch d. spez. Pathol. u. Therap.*, herausg. von Nothnagel, Wien, 1898).

TAKAYASU, *Beitrag zur Chirurgie de Pankreas* (*Mitteil. a. d. Grenzgeb., d. Med. u. Chir.*, Bd. III).

MÜNZER, *Pankreascysten. Zusammenfassendes Referat* (*Centralbl. f. d. Grenzgeb. d. Med. u. Chir.*, 1903).

V. MIKULICZ, *Ueber den heutigen Stand der Chirurgie des Pankreas* (*Mitteil. a. d. Grenzgeb. d. Med. u. Chir.* Bd., XII, H. 1).

BARKER, *A case of pancreatic cyst* (*Brit. med. Journ.*, 1899, 18 mars).

POLLARD, *Three cases of cyst of the pancreas* (*Brit. med. Journ.*, 1899, 11 mars).

DELAGÉNIÈRE, *Des kystes glandulaires du pancréas* (*Arch. prov. de Lyon*, 1900, n° 4).

M. HEGER, *La chirurgie du pancréas* (*Journ. méd. de Bruxelles*, 5e année, n° 33).

TULASNE, *Contribution à l'étude des kystes glandulaires du pancréas.* Thèse de Paris, 1899.

F. VILLAR, *Des kystes glandulaires du pancréas, à propos d'une observation personnelle* (*Arch. provinc. de chir.*, juillet et août 1904).

4. — LES TUMEURS SOLIDES DU PANCRÉAS

L'Étiologie est celle des tumeurs en général. La plupart des malades atteints de néoplasme malin primitif du pancréas sont à l'âge moyen de la vie. Le carcinome primitif du pancréas se rencontre plus fréquemment chez l'homme que chez la femme.

Remarques anatomo-pathologiques. — La tumeur primitive qu'on observe le plus souvent est le carcinome (squirrhe, carcinome encéphaloïde, carcinome à cellules cylindriques) ; les adénomes, sarcomes, tubercules et gommes sont beaucoup plus rares. Les carcinomes primitifs se trouvent d'ordinaire dans la tête du pancréas, ils oblitèrent parfois le conduit excréteur du pancréas et compriment souvent considérablement le canal cholédoque. Il n'est pas rare de voir survenir une perforation dans l'estomac.

Remarques cliniques. — On constate fréquemment une douleur violente, se manifestant parfois seulement par accès dans l'épigastre. La compression qu'exerce la tête du pancréas, infiltrée par le carcinome, sur le canal cholédoque, produit l'ictère avec décoloration des selles (dans plus des trois quarts des cas). Il est rare qu'on réussisse à découvrir par la palpation une tumeur dans l'épigastre ;

une semblable constatation constitue le symptôme le plus important pour le diagnostic de l'affection. La tumeur est d'habitude animée de pulsations transmises par l'aorte juxtaposée. Rarement on a signalé de la glycosurie et des selles graisseuses. La compression du pylore provoque parfois une dilatation de l'estomac. La cachexie est souvent un signe précoce et progresse de plus en plus.

Diagnostic et diagnostic différentiel. — « Si en même temps que l'ictère il y a dilatation de la vésicule bilaire, absence des symptômes de calculs et présence d'une tumeur dans l'épigastre ne suivant pas les mouvements de l'estomac, il y a lieu de penser à une tumeur du pancréas. » (*Körte.*)

L'oblitération du cholédoque par un calcul se manifeste plutôt par une diminution et un ratatinement de la vésicule biliaire. Des tumeurs de l'estomac déterminent des altérations du chimisme gastrique (disparition de l'acide chlorhydrique, augmentation de l'acide lactique) et des phénomènes de stagnation dans l'estomac. Les tumeurs du colon se laissent différencier de celles de la queue du pancréas par l'insufflation de l'estomac et de l'intestin (les tumeurs du pancréas se trouvent alors entre l'estomac et le colon transverse).

Indications des interventions opératoires. — D'après *Körte* on peut formuler l'indication de la manière suivante : « Si l'on découvre une tumeur du pancréas qui occasionne des troubles et si, d'après le résultat d'un examen minutieux, il y a quelque chance pour pouvoir l'enlever radicalement, l'intervention opératoire est justifiée. » Cette opération consiste dans l'extirpation radicale de la tumeur à l'aide de la laparotomie. Une opération palliative (établissement d'une fistule vésiculaire ou d'une cholécystentérostomie ou, lorsqu'il y a sténose du duodénum, d'une gastro-entérostomie) n'est indiquée que lorsqu'il existe des troubles insupportables : phénomènes graves de sténose intestinale avec douleur intense ou symptômes très pénibles (par exemple, prurit excessivement violent) tenant à l'ictère avec dilatation de la vésicule biliaire.

Contre-indications. — Un ictère grave et invétéré constitue une contre-indication à l'opération, car les malades cholémiques sont très sujets à des hémorragies parenchymateuses difficiles à arrêter et parce que le shock opératoire est souvent considérable. Mais, même quand l'ictère manque, il ne faut pas procéder à une opération de quelque importance chez des malades cachectisés, surtout s'il y a des métastases de la tumeur ou une propagation aux organes voisins.

Dangers et succès des opérations. — Il y a peu de chances de sauver les malades atteints de carcinome du pancréas par une opération radicale à cause de l'impossibilité d'établir un diagnostic précoce; néanmoins, on a réussi à guérir quelques malades. Le danger de l'opération (extirpation) est assez considérable. Plusieurs malades ont succombé immédiatement après l'intervention; dans un cas la mort était due à une gangrène du colon. L'ouverture de la vésicule biliaire dilatée (cholécystostomie) évite la cholémie, il est vrai, mais elle détermine tous les phénomènes consécutifs désagréables d'une fistule de la vésicule biliaire (humidité perpétuelle, eczéma, etc.) pour le reste de la vie. Dans aucun des 20 cas opérés la vie n'a pas pu être prolongée par l'opération au-delà de trois mois. Dans la cholécystentérostomie il peut survenir une anchiocholite du fait de la pénétration du contenu de l'intestin dans la vésicule biliaire. Dans un cas le malade a survécu à l'opération dix-neuf mois; un autre, douze mois; 2 fois sur 12 cas la mort a suivi immédiatement l'opération.

Les opérations palliatives sont également très peu satisfaisantes dans les tumeurs du pancréas. Un de mes malades a succombé quelques semaines après l'ouverture de la vésicule biliaire; l'intervention ne l'avait pas beaucoup soulagé.

Marche de l'affection dans l'abstention de l'opération. — Habituellement un carcinome du pancréas se termine par la mort quatre à cinq mois après que les premiers symptômes ont apparu. Les tumeurs bénignes du pancréas peuvent atteindre un volume énorme et occasionner des troubles insupportables, notamment par la compression des voies biliaires.

BIBLIOGRAPHIE

Körte, *Erkrankungen des Pankreas* (*Deutsche Chirurg.*, Stuttgart, 1898).

Oser, *Krankheiten des Pankreas* (Nothnagel's *Path. u. Therap.*, Wien, 1898).

Takayasu, *Beitrag zur Chirurgie des Pankreas* (*Mitteil. a. d. Grenzgeb. d. Med. u. Chir.*, Bd. III).

Franke, *Ueber die Exstirpation der krebsigen Bauchspeicheldrüse* (*Arch. f. klin. Chir.*, Bd. LXIV, H. 2).

M. Heger, *La chirurgie du pancréas* (*Journal méd. de Bruxelles*, 5e année, n° 33).

Terrier, *Cancer de la tête du pancréas* (*Revue de Chirurg.*, 1896).

Mayo Robson and Moynihan, *Diseases of the pancreas* (Philadelphia and London, 1903, Saunders and C°).

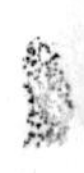

MALADIES DU REIN ET DU BASSINET

1. — MAL DE BRIGHT

Étiologie. — La néphrite aiguë se développe pendant ou après des maladies infectieuses, après des intoxications, parfois sans cause connue. La néphrite chronique provient souvent d'une néphrite aiguë, mais elle est produite aussi par des maladies infectieuses chroniques (syphilis, tuberculose), ou par des intoxications chroniques (notamment l'alcoolisme, le saturnisme). Le petit rein contracté est déterminé par les mêmes facteurs étiologiques, mais aussi par des maladies de la nutrition (goutte) et par l'artério-sclérose.

Remarques anatomo-pathologiques. — Dans les examens anatomiques on trouve toujours les deux reins affectés, mais, d'après le résultat des autopsies chirurgicales, l'affection semble souvent au début n'atteindre qu'un rein. Les inflammations ne sont pas toujours diffuses; elles peuvent être aussi circonscrites. On distingue la néphrite parenchymateuse aiguë (se manifestant le plus souvent par une augmentation de volume de l'organe), la néphrite parenchymateuse chronique (gros rein blanc et gros rein bigarré) avec atrophie secondaire, et le rein atrophique proprement dit (induré par foyers) qui est souvent compliqué d'altérations endartéritiques graves des ramifications des artères rénales.

Remarques cliniques. — La néphrite aiguë évolue souvent sans fièvre et s'accompagne de douleurs et d'une sensibilité à la pression dans la région rénale. Il est de règle que l'urine émise soit moins abondante ; sa couleur rappelle la lavure de chair ; son poids spécifique est élevé. Elle contient beaucoup d'albumine et de sang, de nombreux cylindres granuleux parsemés de globules sanguins et de cellules épithéliales. L'hypertrophie du cœur qui manque dans les premières semaines s'observe souvent plus tard. Dans beaucoup de cas des accidents urémiques entrent en scène.

Dans la néphrite parenchymateuse chronique il y a élimination d'une quantité presque normale d'urine qui est très riche en albumine et en sang et qui a un poids spécifique à peu près normal. On trouve dans l'urine de nombreux cylindres granuleux, des globules sanguins et des épithéliums rénaux. Rarement on voit éliminer du sang pur pendant un temps assez long. Régulièrement on constate une hypertrophie du ventricule gauche et il n'est pas très rare de noter une rétinite albuminurique. L'urémie s'observe un peu plus rarement dans cette forme de la maladie. On rencontre exceptionnellement des cas de néphrite sans albuminurie et sans cylindrurie donnant lieu parfois à des accès de coliques et à des hémorragies. Ces formes offrent un intérêt chirurgical particulier; elles paraissent être ordinairement unilatérales.

Dans le petit rein contracté, secondaire ou primitif, la tension artérielle est élevée, l'hypertrophie du ventricule gauche considérable. L'urine est abondante, claire, d'un poids spécifique faible ; elle contient peu d'albumine et de rares éléments morphologiques provenant du rein. L'hémorragie cérébrale, des œdèmes graves surviennent souvent au cours de la maladie.

La néphrite aiguë guérit d'habitude spontanément ; dans d'autres cas le malade meurt d'urémie ou de faiblesse du cœur; dans d'autres, enfin, la néphrite devient chronique.

La néphrite parenchymateuse chronique se termine souvent par la mort au bout d'un à deux ans au cours d'œdèmes intenses. La marche de l'affection est soumise à des variations considérables, à des temps d'arrêt et à des retours, à de nouvelles poussées hématuriques subites. Lorsque l'affection aboutit au rein atrophique secondaire, la durée de la vie du malade se prolonge habituellement.

Dans les différentes formes de rein contracté la vie du malade est menacée par l'insuffisance du cœur et par l'urémie ; cette dernière survient tantôt brusquement, tantôt elle apparaît peu à peu.

Le diagnostic peut ordinairement être fait par

l'analyse de l'urine (quantité émise, poids spécifique, teneur en albumine, examen du sédiment).

Indications des interventions opératoires. — Depuis quelques années seulement on discute la question de l'intervention chirurgicale dans le mal de Bright. Les auteurs sont loin d'être d'accord sur ce sujet. La plupart d'entre eux admettent que dans la néphrite aiguë dans laquelle il y a une oligurie très marquée ou de l'anurie avec état général relativement bon et dans laquelle existent des douleurs violentes et une sensibilité à la pression au niveau de l'un ou des deux reins, une intervention chirurgicale est indiquée (*Lennander*). Les mêmes indications que pour la néphrite aiguë existent pour la néphrite à poussées aiguës (*Pel*). L'intervention consiste dans la mise à nu du rein, dans l'énucléation de sa capsule fibreuse (décapsulation, néphrolyse) ; quelques chirurgiens ajoutent une incision pour détendre le rein.

Une autre indication, mais qui n'est pas adoptée par tout le monde, est fournie par l'apparition de douleurs violentes uni- ou bilatérales dans les néphrites qui deviennent chroniques. Dans ces cas également on pratique la néphrolyse.

Une troisième indication, pour l'intervention se pose lorsqu'apparaissent des hématuries survenant par accès et s'accompagnant de coliques. Dans ces cas l'intervention répond parfois à une indication vitale.

Lorsqu'on a affaire à de l'urémie aiguë et qu'une

anurie apparaît brusquement à la suite d'une néphrite, il faut, d'après *Israël*, pratiquer une opération dans les quarante-huit heures (incision au moins d'un rein), qu'il y ait des douleurs ou non.

Si dans l'urémie aiguë l'opération rénale ne peut pas être faite pour une raison ou pour une autre, il est urgent de pratiquer une ou plusieurs saignées avec injection consécutive d'une grande quantité (1/2 litre) d'une solution physiologique de chlorure de sodium (*Leube*).

Si l'on se trouve en présence d'œdèmes généralisés considérables, ayant résisté à des toniques du cœur, aux diurétiques, il est indiqué de faire des scarifications sur les extrémités inférieures et, le cas échéant, de placer des trocarts capillaires dans les régions infiltrées pour dégager le cœur et pour remédier à la sensation désagréable de tension.

Contre-indications. — Des affections graves, surtout la faiblesse du cœur, un athérome marqué, des maladies organiques du cœur contre-indiquent l'opération rénale, à moins qu'il n'y ait un danger très alarmant pour la vie du malade (anurie).

Si la sécrétion de l'urine est seulement un peu diminuée, l'opération n'est pas nécessaire, car souvent l'amélioration survient spontanément.

Les hématuries modérées et de peu de durée ne justifient pas non plus l'intervention opératoire.

L'urémie chronique avec exacerbations et rémissions passagères contre-indique les saignées répétées.

Les eczémas étendus des extrémités inférieures et les processus inflammatoires de la peau parlent contre les scarifications, car consécutivement à ces dernières l'eczéma peut s'étendre et devenir aigu.

Dangers et inconvénients des opérations. — Comme on est d'ordinaire obligé de chloroformiser le malade dans les opérations portant sur le rein, le danger est relativement grand, car dans le mal de Bright le myocarde fréquemment subit des altérations prononcées; le danger d'un arrêt du cœur est notamment imminent lorsque l'état urémique avec anurie complète remonte à plusieurs jours. Mais, même quelques jours après l'opération, le danger persiste, car la substance employée pour l'anesthésie (surtout le chloroforme) exerce une influence défavorable sur le parenchyme rénal, donnant une poussée aiguë au processus inflammatoire.

Il n'est pas invraisemblable qu'après des incisions du tissu rénal il se produise des lésions atrophiques secondaires.

Dans un cas il a fallu, huit jours après l'incision du rein, procéder à son extirpation à cause d'une hémorragie consécutive; une fois la gangrène a succédé à l'opération.

L'incision du rein occasionne parfois l'établissement d'une fistule urinaire.

La ponction ou la scarification de la peau dans l'œdème peut être suivie d'érysipèle ou de phlegmon. Cela n'est pas très rare dans le mal de Bright, mais il y a des cas où, malgré des scarifications répétées, ces accidents ne surviennent pas. Chez un de mes néphritiques on a pratiqué pendant six mois plus d'une douzaine de ponctions et de scarifications des jambes œdématiées sans aucune suite fâcheuse.

Succès des opérations. — Dans beaucoup de cas d'oliguric ou d'anurie la néphrolyse ou l'incision d'un rein seulement, bien que les deux reins soient affectés, est suivie d'une débâcle urinaire et en même temps disparaissent les phénomènes menaçants. Mais on arrête parfois aussi par l'intervention et d'une façon durable non seulement l'oligurie, mais aussi des hémorragies rénales graves.

Les saignées avec injection consécutive de solution de chlorure de sodium qu'on pratique dans l'urémie amènent souvent une amélioration notable; il n'est pas très rare que les symptômes alarmants disparaissent.

Les scarifications déterminent souvent un dégagement extraordinaire des extrémités infiltrées et avant tout elles soulagent le cœur. Dans un de mes cas 29 litres de liquide se sont écoulés par les plaies cutanées dans l'espace de deux jours. J'ai plusieurs fois observé une augmentation de la diurèse et une disparition des œdèmes à la suite de la ponction des jambes.

Chez un de mes malades atteint de gonorrhée étaient survenues une fièvre intense et des douleurs accentuées dans la région rénale gauche. Dans l'urine on constatait des traces d'albumine; dans le sédiment, des globules blancs ; pas de cylindres.

La fièvre persistant plusieurs semaines, on soupçonna une suppuration et on pratiqua la néphrotomie. On trouva seulement un gros rein rouge foncé; le rein présentait sur la coupe un effacement des détails de structure. La fièvre cessa brusquement après l'opération; les douleurs disparurent, et la teneur de l'urine en albumine diminua bientôt; le malade récupéra sa santé en peu de temps.

L'**abstention** opératoire indique dans quelques cas qu'on considère le malade comme perdu; dans d'autres cas, on a tort de s'abstenir; on aurait pu soulager ou même guérir le malade.

BIBLIOGRAPHIE

PEL (K.-P.), *Die Nierenentzündung (M. Brightii) vor dem Forum der Chirurgen* (*Mitteil. a. d. Grenzgeb. d. Med. und Chir.*, Bd. VIII).

ISRAEL (J.), *Ueber den Einfluss der Nierenspaltung auf akute und chronische Krankheitsprozesse des Nierenparenchyms* (*Mitteil. a. d. Grenzgeb. d. Med. u. Chir.*, Bd. V).

ISRAEL (J.), *Chirurgische Klinik der Nierenkrankheiten*. Berlin, 1902.

NAUNYN, *Hämaturie aus normalen Nieren und bei Nephritis* (*Mitteil. a. d. Grenzgeb. d. Med. u. Chir.*, Bd. V).

SENATOR, *Die Erkrankungen der Niere*, 2. Aufl., Wien, 1903.

STRUBELL, *Der Aderlass. Zusammenfassendes Referat* (*Centralblatt f. d. Grenzgeb. d. Med. u. Chir.*, 1902).

KORTEWEG, *Die Indikationen zur Entspannungsincision bei Nierenleiden* (*Mitteil. a. d. Grenzgeb. d. Med. u. Chir.*, Bd. VIII).

KUEMMEL, *Die Grenzen erfolgreicher Nierenexstirpation* (*Archiv f. Klin. Chir.*, 1902, Bd. LXVII).

LENNANDER, *Wann kann akute Nephritis Veranlassung zu chirurgischen Eingriffen werden?* (*Mitteil. a. d. Grenzgeb. d. Med. u. Chir.*, Bd. X).

LÉPINE, *Sur l'opportunité d'une intervention chirurgicale dans la néphrite chronique* (*La Semaine médicale*, 1902, n° 49, p. 397).

POUSSON (A.), *Traitement chirurgical des néphrites médicales*, Paris, 1904.

EDEBOHLS (G.), *The surgical treatment of Bright Disease.* Frank F. Lisiecki, publisher, New-York, 1904.

2. — NÉVRALGIE DU REIN (NEPHRALGIA HÆMATURICA, HÉMATURIE RÉNALE ANGIONEUROTIQUE)

Étiologie. — Il est certain que l'étiologie de ces affections n'est pas univoque. Tantôt les accès douloureux sont provoqués par des altérations anatomiques du parenchyme rénal, tantôt par des modifications dans le voisinage des reins, tantôt par des maladies nerveuses (tabes).

Remarques anatomo-pathologiques. — Les examens anatomiques pratiqués dans de nombreux cas sur des reins ou sur des fragments de rein extirpés ou à l'autopsie, ont montré que le plus souvent il existait des lésions de néphrite plus ou moins étendues. Le processus inflammatoire peut atteindre un rein ou les deux reins, alors même que, d'après les symptômes cliniques, un seul côté paraît atteint. Il existe parfois soit des déviations, soit des adhérences ou encore une torsion du pédicule du rein.

Remarques cliniques. — La névralgie du rein se caractérise par l'apparition de paroxysmes douloureux excessivement intenses, souvent accompagnés ou suivis d'hématurie; l'hémorragie peut se produire en nappe. Les douleurs ainsi que les hémorragies sont cantonnées d'un seul côté; l'albumine manque dans l'urine dans l'intervalle des accès. Dans quelques cas rares on a rencontré des cylindres (hyalins, granuleux et épithéliaux) sans albumine. Souvent les douleurs s'irradient vers la vessie et vers le gland. L'affection peut durer des années; il est vrai qu'entre les accès il peut y avoir des intervalles d'accalmie de plusieurs années.

Diagnostic et diagnostic différentiel. — Les accès ressemblent absolument à ceux qui surviennent dans les cas de calculs, de tuberculose et de tumeurs du rein. S'il n'existe pas de symptômes permettant de diagnostiquer avec certitude ces dernières affections (absence de calculs ou de sable urinaire, de débris de tumeur, de pus, de bacilles de la tuberculose, etc.), notre diagnostic devient par exclusion vraisemblable : on ne saurait dès lors penser à une altération anatomique bien déterminée du rein. Le rein contracté atteint de néphrite interstitielle se traduit exceptionnellement par un semblable complexus symptomatique.

Indications des interventions opératoires. — Y a-t-il des probabilités très grandes en faveur du diagnostic de névralgie du rein, les accès douloureux deviennent-ils tellement fréquents que le malade demande avec insistance à en être débarrassé, existe-t-il des hémorragies répétées et profuses qui affaiblissent gravement le malade; enfin, le traitement médical est-il resté sans résultat, une intervention chirurgicale exploratrice est indiquée; en même temps on visera les altérations anatomiques constatées au cours de l'opération (on libérera le rein de ses adhérences pathologiques, on détendra sa capsule par l'incision, on fixera l'organe s'il est flottant; dans le cas où les hémorragies prédominent, l'incision du rein est indiquée).

Contre-indications. — Des états pathologiques graves, notamment un mauvais fonctionnement du cœur contre-indiqueront l'intervention.

Succès des interventions chirurgicales. — Dans beaucoup de cas l'opération (incision, décapsulation, mobilisation du rein) influera favorablement sur les phénomènes morbides, parfois même elle les fera disparaître d'une manière durable. Dans quelques cas on a vu les accès se renouveler au bout d'un temps plus ou moins long (6 fois sur les 11 cas observés par *Israël*).

Dangers de l'opération. — Ils semblent être

assez grands, car deux facteurs peuvent augmenter le danger de l'opération, l'inflammation des deux reins qui s'aggrave à la suite de l'anesthésie générale et provoque l'urémie, et le mauvais état du cœur. Parmi les malades opérés par *Israël* trois sont morts à la suite de l'opération.

Suites de l'abstention opératoire. — Il se produit parfois un épuisement des plus graves du fait de l'anémie d'un haut degré et des douleurs continues.

BIBLIOGRAPHIE

SENATOR, *Die Erkrankungen der Niere*, 2 Aufl., Wien, 1903 (Nothnagel's *Handb. der spez. Pathol. u. Therap.*, Bd. XIX).

ISRAEL, *Chirurgische Klinik der Nierenkrankheiten*. Berlin, 1901.

ZIEGLER, *Hæmaturia renalis* (*Centralbl. f. d. Grenzgeb. d. Med. und Chir.*, 1900, n° 11).

ROVSING, *Operation chronisch. Nephritiden* (*Mitteil. a. d. Grenzgebieten der Med. u. Chir.*, Bd. X).

KLEMPERER, *Behandlung von Nierenblutungen. Therapie der Gegenwart*, 1901, Januar.

POUSSON, *Bull. et Mém. de la Société de chirurg. de Paris*, 1898, n° 20, p. 590.

3. — LA NÉPHROLITHIASE

Étiologie. — La prédisposition héréditaire joue un rôle considérable. Fréquemment aussi la néphrolithiase se montre dans les familles de goutteux. Sa fréquence plus grande dans certaines régions est établie avec certitude. La maladie se rencontre surtout chez l'enfant jusqu'à l'âge de cinq ans et chez l'homme à partir de la quarantaine. Les calculs du rein peuvent être occasionnés par des corps étrangers du rein (*Distomum*, débris de tissu) et par des hémorragies dues à des traumatismes. Les affections de la moelle s'accompagnent assez souvent de la formation de calculs en raison du catarrhe des voies urinaires qui se développe à leur suite. On observe, dans beaucoup de cas, chez le même sujet, l'apparition simultanée de calculs biliaires et rénaux. Dans les pays tropicaux le *Distomum hæmatobium* est souvent en cause.

Remarques anatomo-pathologiques. — Le rein peut contenir un seul calcul (il en est généralement ainsi dans le cas de calculs d'oxalate de chaux) ou plusieurs et jusqu'à des centaines. Les calculs multiples sont d'ordinaire constitués par des urates ou par des phosphates. La néphrolithiase s'observe souvent (dans plus de la moitié des cas) dans un rein seulement (notamment dans le gauche). Les calculs peuvent avoir une forme sphérique ou cylindrique ou présenter un aspect dentelé particulier. Parfois ils sont troués en forme d'anneaux; ils peuvent atteindre le volume d'une grosse noix.

Les calculs siègent presque toujours dans les bassinets, les calices ou les uretères, très rarement dans le parenchyme.

Le plus souvent il s'agit de concrétions composées d'acide urique brun jaunâtre; puis viennent les oxalates, mûriformes, de couleur gris foncé; et enfin les calculs composés de phosphates qui sont blanchâtres et mous.

Rarement on rencontre des calculs composés de carbonates, de cystine, de xanthine et d'indigo. S'il existe une néphrolithiase bilatérale, la composition chimique des calculs est parfois différente des deux côtés.

En regard des calculs rénaux on constate parfois une incrustation du bassinet (composée de phosphate de chaux).

Les altérations du rein dans cette affection sont ou aseptiques ou infectieuses. Les altérations aseptiques sont constituées par des processus inflammatoires interstitiels chroniques de la substance rénale, par des modifications imputables à la rétention de l'urine sécrétée, par l'hyperplasie des deux capsules (Israël). On peut parler de reins lithiasiques gros et durs, de reins lithiasiques atrophiques, de reins lithiasiques hydronéphritiques avec ou sans hypertrophie de l'organe et de reins lithiasiques lipomateux (nomenclature d'Israël). La capsule graisseuse est souvent épaissie et intimement adhérente à la *capsula propria ;* l'épaississement atteint parfois également le tissu conjonctif du hile et du pédicule.

L'infection des reins lithiasiques est plus souvent d'origine hématogène que vésicale ; ultérieurement ces lésions aboutissent à la péri- et à la paranéphrite, soit à forme purulente aiguë, soit à forme chronique granuleuse. Les altérations du rein sont celles de la pyélonéphrite ou de la pyonéphrose. Si des concrétions oblitèrent l'entrée ou la lumière d'un uretère, il se développe une hydronéphrose ou (lorsque l'urine est adultérée) une pyonéphrose avec atrophie progressive du parenchyme rénal.

L'autre rein est quelquefois hypertrophié ; le cœur s'hypertrophie également dans quelques cas. Les affections générales pyémiques sont rares après la pyélite calculeuse, mais, lorsqu'un rein lithiasique gravement infecté persiste longtemps, l'autre rein est presque toujours altéré (inflammation, suppuration, sclérose, atrophie, etc.). Sur 76 cas réunis par *Legueu*, 36 fois l'autre rein ne présentait pas de calculs, mais dans 31 cas il existait une autre affection dans le second rein.

Les calculs de l'uretère forment parfois un vrai moulage de ce dernier. Ils sont d'habitude solitaires et se trouvent surtout dans la partie inférieure de l'uretère, de telle sorte qu'ils peuvent être découverts par le toucher vaginal ou rectal.

Remarques cliniques. — Les calculs du rein peuvent exister sans provoquer de symptômes. Mais ordinairement ils occasionnent une sensation de gêne douloureuse dans la région rénale ; cette sensation s'accentue sous l'influence de la pression intra-abdominale, de l'ébranlement (produit par la marche, le saut, l'équitation, etc.) et par une compression locale (agissant contre le hile ou venant de la région lombaire). Les douleurs s'irradient souvent le long du trajet de l'uretère. Fréquemment le malade les ressent dans le gland et il éprouve en même temps un ténesme violent et douloureux. J'ai observé plusieurs fois une anesthésie ou une hypoesthésie de la peau dans le domaine du nerf iléo-hypogastrique.

Dans l'intervalle des accès, l'urine peut être complètement claire ; après des exercices forcés, elle peut devenir trouble ou teintée de sang ou, tout au moins, présenter au microscope un sédiment de globules rouges comme lavés (ombres de globules).

L'hématurie profuse (sans coliques) accompagne l'affection et se montre plus fréquemment au début que dans la suite.

Il n'est pas exceptionnel de trouver, même dans l'intervalle des accès, un sédiment rouge brique ou un sédiment de phosphates.

S'il y a des calculs volumineux et nombreux du bassinet, on réussit parfois à les découvrir par la palpation, à la condition que les téguments abdominaux soient minces. A l'examen radiographique les calculs rénaux donnent une ombre foncée.

Les accès sont caractérisés par l'apparition de douleurs intenses qui surviennent brusquement ou après des symptômes prodromiques légers (sensation de pression).

La douleur, qui siège d'habitude dans la région lombaire, mais qui peut aussi être diffuse, s'irradie d'ordinaire dans le testicule, rarement dans la poitrine ou dans l'épaule. Le malade est pris d'un besoin fréquent et douloureux d'uriner; au début, il existe également du ténesme et des vomissements; le météorisme est fréquent.

Plus tard, parfois même au début, on constate une constipation opiniâtre avec ténesme. La quantité d'urine est minime et plus tard la sécrétion urinaire peut même se tarir (anurie réflexe de l'autre rein ou oblitération bilatérale des uretères par des calculs); dans un de mes cas l'autopsie a révélé une obstruction de l'entrée des deux uretères par des calculs en forme de pipe. L'anurie réflexe peut durer des journées et amener la mort par urémie. Dans un de mes cas, après une anurie complète durant cinq jours, le malade, le sixième jour, eut une débâcle urinaire, et l'autre rein est resté intact. Dans d'autres cas il existe de l'oligurie; l'urine est trouble et contient du sang ou du muco-pus; mais, si l'urine provient seulement du rein sain, elle peut être claire et abondante.

La durée de l'accès peut être de quelques heures jusqu'à plusieurs jours; l'accès peut se passer avec ou sans fièvre. Si le calcul est tombé dans la vessie ou a rétrogradé dans le bassinet, les douleurs cessent tout d'un coup.

Après l'accès, le malade élimine souvent de petites concrétions ou du sable; dans le sédiment on trouve presque toujours des ombres de globules rouges, des traces d'albumine, rarement des cylindres hyalins, mais non granuleux.

Si l'affection persiste quelque temps, on rencontre ordinairement des lésions inflammatoires du bassinet qui troublent l'urine et causent une suppuration plus ou moins notable. La suppuration peut occasionner une perforation du bassinet avec abcès péri-néphrétique consécutif. Dans d'autres cas il se développe de l'hydro- et de la pyonéphrose.

Le rein est tuméfié pendant l'accès, mais d'habitude cette tuméfaction ne peut pas être reconnue par la palpation; si les accès se répètent et s'il y a formation d'hydro- et de pyonéphrose, les reins restent tuméfiés en permanence.

Dans 30 cas de calculs des reins et des uretères dans lesquels il n'existait ni hydro- ni pyonéphrose, on a pu constater à la palpation 17 fois une tuméfaction des reins (*Israël*).

Diagnostic et diagnostic différentiel. — Lorsque après des coliques rénales typiques il y a élimination de calculs, le diagnostic est simple et certain. Dans d'autres cas il est difficile et ne peut être basé que sur des antécédents recueillis avec minutie, sur la découverte d'une sensibilité à la pression du rein nettement établie par l'examen bimanuel et sur l'apparition constante d'hémorragies plus ou moins abondantes consécutives à des exercices, sur la présence d'albumine, de globules blancs, parfois de cylindres; de plus, sur l'existence de douleurs irradiées dans le gland ou dans le testicule, de troubles de la sensibilité dans le domaine du nerf iléo-hypogastrique et finalement sur le résultat positif d'un examen radiographique; tout cela permettra d'arriver au diagnostic. Les calculs d'oxalate et d'acide urique interceptent presque complètement les rayons de Röntgen et donnent sur la plaque photographique une ombre foncée, tandis que les calculs phosphatiques qui sont traversés assez bien par les rayons fournissent une ombre plus faible (*Ringel*).

Bien que l'examen radiographique ait une grande importance, je mettrais cependant mes confrères en garde s'ils voulaient établir le diagnostic uniquement sur cet examen. L'observation suivante montre à quelle erreur de diagnostic on pourrait s'exposer :

Une jeune fille de onze ans éprouvait par moments des douleurs au niveau du rein droit; quelquefois on constatait le passage d'ombres de gobules rouges dans l'urine et des ascensions inexplicables de la température du corps. La palpation donnait un résultat absolument négatif; la région rénale n'était pas sensible à la pression. A notre grand étonnement, l'examen radiographique, pratiqué par un spécialiste très distingué, permettait de découvrir l'existence de calculs très volumineux ayant des facettes; une série de plaques photographiques montrait le même état, le même groupement de cinq calculs. Les six médecins (parmi lesquels je me trouvais) appelés en consultation, s'appuyant uniquement sur la constatation radiographique, conseillèrent l'opération. On ne trouva aucun calcul ni dans le bassinet ni plus profondément; peut-être les ombres radiographiques bien marquées étaient-elles dues à des infarctus d'acide urique dans les pyramides rénales.

Dans un de mes cas, pendant des années, il n'exista que par moments du ténesme avec urine trouble, légèrement purulente. Pas d'accès typiques. Hyperesthésie constante dans le territoire du nerf ilio-hypogastrique (grand abdominal). Rarement il y avait des ombres de globules dans l'urine. L'examen radiographique (pratiqué par le Dr *Kienböck*) montra une ombre sur la plaque photographique. Par l'opération on enleva un calcul gros comme une noisette.

Le cathétérisme des uretères pratiqué uniquement dans un but diagnostique est trop dangereux pour pouvoir être appliqué couramment.

La séparation des urines pourra servir au diagnostic du côté atteint.

Le diagnostic différentiel est souvent très difficile à faire. Une appendicite chronique peut simuler la néphrolithiase. Cependant les douleurs irradiées vers le bas et les altérations de l'urine font défaut, alors même qu'il apparaît de la dysurie. Dans les attaques de cholélithiase (sans ictère) la région de la vésicule biliaire est tuméfiée et sensible à la pression. Le diagnostic devient facile si on examine le malade dans le décubitus latéral gauche. Dans les coliques intestinales la sensibilité à la pression manque dans la région endolorie. Les affections douloureuses qui siègent dans les organes génitaux se laissent reconnaître par un examen local. Les douleurs qui accompagnent l'ulcère rond de l'estomac et l'ulcère du duodénum ont d'ordinaire un autre siège; ces affections, du reste, évoluent sans modifications de l'urine. Les accès de coliques dus à une distension brusque de la capsule rénale peuvent être confondus avec la néphrolithiase. L'occlusion dans l'hydronéphrose provoque un gonflement considérable du rein et, après l'accès, il se produit une hématurie avec dégonflement de l'organe tuméfié auparavant. La tuberculose du rein s'accompagne souvent d'albuminurie; l'urine devient et reste toujours trouble; on peut constater des bacilles de Koch dans l'urine ; quelquefois on observe des mouvements fébriles. Dans quelques cas on découvre à la cystoscopie des altérations caractéristiques autour de l'orifice des uretères. Dans la névralgie du rein le malade n'élimine pas de calculs et l'examen radiographique donne un résultat négatif. Les complications (torsion, enclavement) du rein flottant n'échappent pas le plus souvent à un examen et à un interrogatoire attentifs (immobilité, shock).

Dans les pyonéphroses l'urine est souvent claire, pendant l'accès de colique et devient riche en pus après l'accès. Les tumeurs du rein sont peu sensibles ; les hémorragies dans ces dernières surviennent d'ordinaire tout à fait brusquement sans qu'elles aient été provoquées par des mouvements, par l'exercice. La néphralgie hystérique ne se laissera parfois distinguer de la néphrolithiase que par l'absence constante de globules rouges et de traces de pus dans l'urine (*Israël*).

Indications des interventions opératoires. — Cette indication devient absolue si la vie du malade est en danger. Elle se présente:

A. Dans l'*anurie calculeuse*. Cet état, qui est particulièrement dangereux, peut être provoqué par l'anurie réflexe du deuxième rein, du fait de l'oblitération d'un uretère ; mais cette anurie peut aussi survenir à la suite de l'oblitération simultanée des uretères ; enfin, cet état apparaît lorsque le deuxième rein manque. L'anurie réflexe peut durer des journées et disparaître ensuite spontanément si le calcul s'échappe.

La *disparition spontanée de l'anurie réflexe* (ou sa disparition après une médication interne, après des bains chauds, etc.) devient invraisemblable : 1° lorsque les coliques manquent ; 2° lorsque, après la cessation des coliques, le malade n'élimine pas d'urine.

L'altération grave du parenchyme du rein qui, plus tard, mène à l'urémie mortelle, se produit ordinairement dès le troisième jour, quelquefois, il est vrai, beaucoup plus tard (sixième à dixième jour), *de telle sorte qu'il ne faut pas compter sur une disparition spontanée de l'anurie réflexe si les premières vingt-huit heures se sont passées sans apporter du soulagement.*

Sur quel côté faut-il intervenir ? Dans la néphrolithiase unilatérale on incise le rein malade ; quand l'affection est bilatérale, on attaquera le rein qui, d'après les phénomènes cliniques, s'est oblitéré le dernier, car probablement l'anurie s'est développée grâce à la participation de ce rein. Si, d'après les symptômes cliniques et d'après le résultat de l'examen radiographique, il n'est pas possible de découvrir le rein qui s'est oblitéré le dernier (par exemple lorsque le malade est tombé dans le coma sans accès de colique préalables), il faut opérer le rein qui d'après les antécédents offrira, selon toutes probabilités, le moins d'altération. Si l'on trouve, dans cette opération, le rein indemne de calculs, il faut opérer l'autre rein pour combattre les symptômes urémiques; si l'urémie n'existe pas encore, cette deuxième intervention peut attendre un ou deux jours, car parfois l'incision du premier rein fait cesser l'anurie réflexe. Si cependant le premier rein incisé présente des altérations graves sans être le siège de calculs, il faut opérer l'autre rein séance tenante.

L'observation suivante montrera combien il peut être difficile de poser l'indication à opérer. Chez un de mes malades âgé de quarante ans il survenait, après des douleurs lancinantes le long du trajet des uretères et après une hématurie passagère et légère, une anurie subite avec ténesme atroce. Le rein gauche semblait tuméfié et était sensible à la pression. L'opération pratiquée le troisième jour permettait d'enlever un gros calcul. Le rein incisé se mettait immédiatement à fonctionner. Le jour suivant, l'anurie reparut, suivie d'accidents urémiques mortels, avant qu'on eût eu le temps de procéder à une nouvelle intervention chirurgicale. A l'autopsie on constata qu'un calcul était enclavé dans l'uretère droit; ajoutons que durant la vie il n'existait pas de symptôme local permettant d'incriminer le rein droit.

B. Une autre indication absolue se pose quand apparaissent des symptômes de *pyélonéphrite aiguë d'un rein :* fièvre revêtant parfois un caractère pyémique avec frissons fréquents et sueurs profuses, langue sèche, vomissements, état général grave, vive douleur spontanée et provoquée par la pression de la région rénale, pyurie, parfois aussi avec cylindres hyalins et granuleux dans l'urine. Mais, même lorsque la fièvre et les phénomènes généraux graves manquent, l'opération devient nécessaire, si l'urine trouble, purulente, indique une infection du rein et si, par la cystoscopie ou par la division des urines, on voit le pus ne sourdre que d'un rein.

C. Des *hémorragies* menaçant la vie, dues à la néphrolithiase, exigent une intervention opératoire. Cette indication cependant ne se pose que rarement.

D. Des calculs enclavés dans l'uretère, découverts par le toucher rectal ou vaginal ou par le cathétérisme urétéral, nécessitent une intervention s'ils séjournent longtemps dans l'uretère, car, d'après *Israël*, cela se termine toujours par la rétention ou par l'infection.

De plus, l'opération (sans répondre à une indication vitale) est indiquée :

I. Lorsqu'il existe simultanément hydronéphrose et néphrolithiase dans un rein parce que la première affection est souvent provoquée par des calculs rénaux. Si l'hydronéphrose calculeuse s'infecte, devenant ainsi une pyonéphrose, l'ablation, du rein est urgente.

II. Alors que les troubles du malade ne sont que minimes, la présence du pus dans l'urine constitue un symptôme qui rend l'opération nécessaire, bien que la tuméfaction du rein fasse défaut.

III. Lorsque le malade, par suite de ses douleurs sourdes et continues ou par suite de ses accès de coliques suivis ou non de l'élimination de calculs est inapte au travail, surtout s'il est obligé de travailler pour vivre. Cette indication garde aussi sa valeur même pour le rein calculeux non infecté.

IV. Il faut aussi opérer le malade aisé, s'il est fortement déprimé par une longue souffrance.

V. L'opération préventive est indiquée lorsque le patient vit dans des contrées ou voyage dans des pays, où il ne trouvera pas de chirurgien qui puisse l'opérer, si par hasard éclatait une colique néphrétique avec anurie consécutive, notamment si le malade a déjà eu des accès bien prononcés et si la radiographie a permis de découvrir avec certitude des calculs rénaux.

En relisant tout ce qui a été publié sur ce sujet, je trouve que les auteurs sont presque complètement d'accord pour ce qui est des indications énumérées. Beaucoup d'auteurs, notamment *Rovsing*, *Tuffier*, *H. Morrice*, vont même plus loin. Ils opèrent dès que le diagnostic de calcul rénal est posé, qu'il s'agisse d'une néphrolithiase aseptique ou infectée, simple ou compliquée. Quelques auteurs interviennent même quand le diagnostic de calcul rénal n'est que probable; ils font valoir que le danger de la temporisation est plus grand que celui d'une opération hâtive et que le danger opératoire augmente considérablement si le rein est infecté.

Cette dernière indication semble aller trop loin et n'engagera pas le praticien à prendre la responsabilité de l'opération ; car, même en opérant un rein non infecté et non compliqué, le danger pour le malade n'est pas aussi minime que le disent les propagateurs de cette intervention. *Rovsing* qui est partisan de cette indication a cependant pu réunir 7 cas de mort sur 115 opérés. On ne peut donc pas dire au malade qu'il s'agit d'une opération exempte de danger ou peu dangereuse pour le persuader de se faire opérer, car, ainsi que le fait ressortir *Israël*, le pronostic de chaque cas n'est nullement certain, quoique le résultat global parle en faveur de l'opération, puisque aucune autre grande intervention ne présente une mortalité aussi minime (*Morrice*). Il faut encore ajouter que la présence de calculs du rein est dans beaucoup de cas compatible avec une longue durée d'une vie pleine de santé, alors même que surviennent par moments des accès légers ou une hémorragie de peu d'importance. Chez beaucoup de mes malades atteints de calculs rénaux que j'ai eu l'occasion de traiter dans ma pratique privée, je n'ai rencontré que relativement peu d'états dangereux ou menaçant la vie; souvent même, grâce à un régime approprié, les malades ont joui d'un bien-être relatif avec des aggravations passagères. *Rosenstein*, lui aussi, en s'appuyant sur son expérience, fait valoir que le nombre des cas heureux avec troubles minimes ou avec un seul accès de colique, est considérable. Il importe encore de mentionner qu'il n'est nullement prouvé que l'opération évite la récidive.

La présence de calculs du rein, d'après l'opinion de plusieurs auteurs et d'après la mienne, ne constitue pas à elle seule une indication pour leur ablation par voie chirurgicale : il faut encore une des complications sus-mentionnées pour justifier l'opération.

Parmi les *procédés opératoires* les plus fréquemment employés il faut citer la néphrotomie qui consiste dans l'ouverture du bassinet en vue de la néphrolithotomie; moins souvent on pratique l'ouverture directe du bassinet rénal, la pyélolithotomie. L'extirpation du rein (notamment dans la suppuration complète du rein) et la résection partielle du rein sont rarement pratiquées. L'extirpation totale, d'après *Küster*, est indiquée dans les états suivants : *a*) dans l'atrophie du parenchyme rénal due à la présence de calculs très nombreux et très volumineux; *b*) dans les reins sacciformes purulents; *c*) dans les pyélonéphrites purulentes avec destruction étendue de l'organe; *d*) dans la paranéphrite purulente autour d'un rein gravement altéré par des calculs; *e*) dans les fistules rebelles après la néphrolithotomie; *f*) dans les sténoses de l'uretère (après néphrolithotomie) qui ne peuvent pas être traitées d'une autre manière.

Contre-indications. — D'après ce que nous venons de dire plus haut, une intervention opératoire n'est pas nécessaire si les accès sont rares et légers. Lorsque de petits calculs s'éliminent spontanément et fréquemment avec ou sans accès, l'opération n'est pas indiquée surtout si dans les intervalles le malade se porte très bien et si l'urine est claire et ne contient pas d'éléments morphologiques du rein. Même en intervenant, on n'enlèverait aucun calcul retenu et on n'éviterait pas la formation d'autres calculs (*Israël*).

La néphrolithiase non infectée double ne constitue pas une contre-indication à une opération éventuelle, mais il n'en est pas de même de la néphrolithiase infectée double, notamment si le malade se trouve dans un état général précaire. L'âge avancé est également une contre-indication.

Dangers des opérations. — Les dangers varient avec le procédé opératoire adopté et avec l'état du rein malade. Tandis que la mortalité opératoire dans la néphrolithiase non infectée n'est que d'un faible pourcentage, elle est très élevée dans la néphrolithiase infectée (environ 1/4 des cas), qu'on ait pratiqué la néphrolithotomie ou l'extirpation du rein suppuré. C'est la faiblesse du cœur ou l'urémie qui emportent le malade. Parfois l'opération est suivie d'une infiltration urinaire, d'une paranéphrite septique ou d'une gangrène des parties molles. Il y a des cas dans lesquels, survient une hémorragie post-opératoire excessivement grave.

Sur 61 cas opérés par *Israël* pour néphrolithiase sans anurie, la mortalité opératoire a été de 9 (14,7 0/0); il faut encore ajouter un cas dans lequel la mort était survenue ultérieurement par accident. Sur 12 malades atteints de calculs des uretères, Israël en a perdu 4 (33 0/0), et, sur 5 malades atteints d'anurie calculeuse, 2. La mortalité opératoire est relativement la plus petite dans la néphrolithiase aseptique ou légèrement infectée (1 cas de mort sur 29 opérés) ; elle est la plus grande lorsque dans la néphrolithiase gravement infectée on emploie des opérations conservatrices (5 cas de mort sur 13 opérés, ce qui fait 38 0/0) ; on peut en conclure que dans ces cas l'extirpation est préférable comme opération moins dangereuse [sur 493 cas réunis par *Küster*, mais qui ne sont pas spécifiés avec détails, opérés par la néphrectomie, 90 (18 0/0) ont succombé après l'opération ; sur 193 cas traités par la néphrotomie, 44 (plus de 20 0/0) sont morts].

Suites fâcheuses des interventions opératoires. — Après des opérations faites pour néphrolithiase, notamment après la pyélolithotomie, on a souvent observé des fistules urinaires difficiles à tarir ; on a signalé aussi des fistules stercorales qui étaient dues à des lésions opératoires de l'intestin. Si on a fendu le rein, une partie — il est vrai minime — du parenchyme rénal s'atrophie ; beaucoup d'auteurs admettent avec raison qu'une telle perte de substance n'est nullement insignifiante pour la fonction rénale.

Effets durables des interventions opératoires. — Puisque nous avons parlé des insuccès et des dangers souvent sérieux des interventions opératoires, il n'est que juste de faire ressortir également que dans beaucoup de cas le succès a été complet, c'est-à-dire que les malades ont guéri définitivement de leur affection.

La possibilité de la récidive. — Il semble que la formation de nouveaux calculs après l'opération puisse être évitée par un régime approprié. *Israël* prétend que, d'après son expérience, la récidive serait très rare dans les calculs composés d'acide urique ou d'acide oxalique.

Suites de l'abstention opératoire. — Si l'on n'opère pas dans la néphrolithiase, alors qu'il existe une des indications absolues sus-mentionnées, la mort peut survenir par affaiblissement du cœur ou par urémie, ou bien le rein infecté est le point de départ d'une septicémie générale qui emporte le malade. Dans le rein dont l'uretère est oblitéré par des calculs se produisent fréquemment des processus desquamatifs qui gênent la fonction du rein, même après l'élimination des calculs. Dans d'autres cas, il se forme, par suite de la suppuration continuelle du bassinet rénal, une inflammation purulente de toutes les voies urinaires (en premier lieu du rein, puis de la vessie, puis de l'autre rein) qui aboutit à la dégénérescence amyloïde. Ou bien, notamment dans la pyélonéphrite unilatérale, une affection toxique grave de l'autre rein peut survenir, mettant la vie en danger.

S'il n'existe qu'une indication relative, le malade dans certains cas peut devenir inapte au travail et être voué à une triste existence.

Si dans la néphrolithiase aseptique il y a des phénomènes de rétention, l'hydronéphrose produira petit à petit, par compression, une atrophie du parenchyme rénal, à moins qu'une intervention sanglante n'enlève la cause de la rétention. Si l'hydronéphrose est infectée et est devenue purulente, le malade non opéré est exposé à l'atrophie d'un rein et à une participation toxique secondaire de l'autre rein.

BIBLIOGRAPHIE

ROSENSTEIN, *Krankheiten der Niere* (*Handbuch der praktischen Medizin.* Herausgegeben von Ebstein-Schwalbe, Bd. III, Stuttgart, F. Enke, 1900).

SCHEDE, *Nierenkrankheiten* (*Handbuch der praktischen Chirurgie.* Herausgeg. von Bergmann, Mikulicz und Bruns, 2. Aufl., F. Enke, Suttgart, 1903).

WAGNER, *Nephrolithiasis. Kritisches Sammelreferat* (*Centralbl. f. d. Grenzgeb. d. Med. u. Chir.*, 1900).

SENATOR, *Krankheiten der Niere* (Nothnagel's *Handbuch d. spez. Patholog. u. Therap.*, 2 Aufl).

ISRAEL, *Chirurgische Klinik der Nierenkrankheiten*, Berlin, 1901, u. *Operationen bei Nierensteinen* (*Langenbeck's Arch.*, Bd. LXI, 1900).

ROOSING, *Diagnose und Behandlung der Nierensteine* (*Arch. f. klinische Chirurgie*, 1895, LI).

SENDLER, *Indicationen chirurg. Eingriffe bei Nierenkrankheiten* (*Münchener mediz. Wochenschr.*, 1899, n° 5 u. 6).

MORRIS, *The Hunterian lectures on the surgery of the kidneys* (*British med. Journ.*, 1898, mars, avril).

KÜSTER, *Chirurgie der Nieren* (*Deutsche Chirurgie*, Stuttgart, 1902, F. Enke).

PIEDVACHE, *De la néphrolithotomie comme traitement de la lithiase rénale.* Thèse de Paris, 1896.

Annales des maladies des organes génit.-urin., 1895-1900. Communic. de *Pousson* (1898), *Resnikoff-Grubé* (1895), *Regnier* (1899), *Secchi* (1897), *Tédenat* (1898), *Vignard* (1898), *Tuffier* (1898).

4. — LES LÉSIONS SOUS-CUTANÉES DU REIN (CONTUSIONS DU REIN)

Étiologie. — Les contusions du rein se produisent à la suite d'un coup portant sur la région lombaire ou plus rarement sur la paroi antérieure ou latérale du ventre, ou à la suite de traumatismes d'une partie plus éloignée du corps, ou encore du fait d'une compression du tronc pris entre deux résistances, ou enfin par suite d'une rétraction brusque de la musculature abdominale. D'ordinaire un seul rein est atteint par le traumatisme.

Remarques anatomo-pathologiques. — On distingue les groupes suivants d'altérations anatomiques : 1° Déchirures de l'enveloppe graisseuse sans altération du parenchyme rénal ; 2° fissures du tissu rénal n'atteignant pas les calices ou le bassinet ; 3° ruptures du rein jusque dans le bassinet ; parfois en même temps une partie du rein se trouve détachée (notamment au niveau d'un des pôles). Toujours l'hémorragie concomitante est considérable. Lorsque le mésentère est également touché, on rencontre toujours une extravasation séreuse ou séro-sanguinolente dans l'abdomen. Dans le bassinet on trouve régulièrement un coagulum. Habituellement il se forme des abcès secondaires soit dans le rein, soit dans son voisinage; 4° destruction complète du rein qui, si le malade survit quelque temps, est suivie d'une suppuration putride; 5° détachement du bassinet, le rein proprement dit n'étant pas lésé, ou déchirure isolée de l'uretère ou du hile rénal avec infarctus hémorragiques consécutifs du rein. Si l'artère et la veine rénales sont déchirées, tout le rein devient gangréneux.

Symptômes. — Les signes de contusion rénale sont :

1° D'*ordre général :* shock, collapsus profond, vomissements, sueurs profuses; ces symptômes peuvent apparaître soit immédiatement après le traumatisme, soit seulement quelques heures après;

2° De *nature locale :* La peau, dans la région lombaire, présente souvent une suffusion sanguine et après plusieurs jours ou quelques semaines on constate dans la région du canal inguinal du côté lésé des infiltrations de la peau. Ordinairement il existe des douleurs violentes locales, spontanées, qui s'exacerbent notablement quand le malade remue. Le passage par l'uretère de caillots provoque des douleurs qui s'irradient dans le testicule, dans la cuisse ou dans la région inguinale, avec rétraction des testicules. La douleur persiste souvent des semaines entières. L'urine contient le plus souvent du sang ; elle est éliminée, si des caillots s'y trouvent, au prix de douleurs violentes. En même temps peuvent se développer les symptômes d'une hémorragie interne grave se terminant souvent par la mort ; il est exceptionnel, toutefois, que la mort survienne dans les premières vingt-quatre heures (par hypotension artérielle due au shock). Les signes sont : pouls fréquent et petit, pâleur et faiblesse s'accentuant de plus en plus ; en même temps il y a élimination de sang par les voies urinaires. Le sang se collecte souvent et forme un coagulum autour du rein ou dans la vessie. On a rapporté plusieurs cas dans lesquels, dans le cours ultérieur de l'affection, on a pu constater de l'albuminurie et l'apparition de cylindres hyalins et granuleux (néphrite traumatique). Immédiatement après l'accident on peut rencontrer de l'oligurie, même de l'anurie réflexe, rarement de la polyurie. On a signalé souvent du météorisme qui peut atteindre des degrés notables. L'extravasation intrapéritonéale peut devenir considérable ; si elle est causée par l'urine sanguinolante, le malade meurt de péritonite septique.

Diagnostic. — On pourra d'ordinaire poser le diagnostic de contusion rénale si après un traumatisme ayant frappé le flanc ou le ventre surviennent un gonflement de la région rénale, une sensibilité à la pression au même endroit, une hématurie plus ou moins importante ou une albuminurie et un météorisme localisé au gros intestin. Si la fréquence du pouls et la température s'élèvent petit à petit et si la sensibilité de l'abdomen gagne en étendue et en intensité, il y a lieu d'admettre une rupture du péritoine et une extravasation sanguine libre dans l'abdomen.

Indications des interventions opératoires. — Si après un traumatisme on trouve des signes d'une hémorragie rénale grave et continue, l'intervention est indiquée, surtout si l'hémorragie persiste plusieurs jours ou même plusieurs semaines et si l'anémie devient de plus en plus marquée. L'opération consiste dans le tamponnement local, avec ou sans néphrotomie, et, dans les cas de destruction totale de l'organe, en son extirpation complète (néphrectomie) ; quand la lésion du péritoine paraît probable, on procède souvent à une opération transpéritonéale.

Une autre indication pour l'opération se pose lorsqu'on découvre dans la région lombaire une tumeur qui s'est développée après le traumatisme, ou lorsque apparaît une sensibilité assez grande dans cette région, accompagnée de fièvre ; si par la ponction exploratrice on constate la présence d'un liquide urinaire adultéré ou de pus, le malade ne peut guère s'en tirer qu'au prix d'une extirpation totale immédiate du rein.

Contre-indications. — Si, outre la contusion rénale, il y a encore d'autres lésions étendues, l'intervention opératoire est habituellement contre-indiquée, car, à ce moment, elle constituerait, ajoutée au shock dû au traumatisme, une tentative dangereuse. Dans les cas où l'hémorragie rénale n'est que faible et de courte durée, il faut s'abstenir d'opérer, car l'opération est relativement dangereuse et parce que les lésions rénales guérissent souvent spontanément. Mais même lorsque les extravasations sanguines dans la région rénale sont considérables, il ne faut pas opérer à moins qu'il n'existe des signes d'une anémie progressive, que la tumeur n'augmente de volume et qu'il n'y ait des symptômes d'une infection secondaire.

Dangers de l'opération. — Si l'on opère au moment du shock, le danger d'une issue fatale est très grand, car l'organisme affaibli ne peut plus supporter l'intervention relativement grave. Mais même plus tard il est risqué d'intervenir si le malade est déjà fortement affaibli par les hémorragies et par des suppurations perpétuelles.

Succès des opérations. — Dans beaucoup de cas on a réussi à guérir le malade complètement en tamponnant la plaie rénale ou en extirpant le rein. Ainsi *Schede* a pu rapporter 16 cas, dont 14 guérisons, de néphrectomie faite pour des hémorragies graves.

Marche et pronostic sans intervention opératoire. — Sur 306 cas réunis par *Maas* et *Küster*, 222 concernaient des lésions rénales simples, non compliqués de lésions d'autres organes; dans les cas simples la mortalité était de 30 0/0 (67 cas de mort). La moitié des malades ayant subi une contusion quelconque du rein meurent, mais la mortalité n'est que d'un tiers environ, lorsque la lésion rénale est simple. Les cas de mort due au shock s'observent tous dans les premières vingt-quatre heures. Les hémorragies causent presque la moitié de tous les cas de mort (30 sur 67 cas); les malades meurent généralement dans le premier mois qui a suivi l'accident, mais ils peuvent aussi succomber plus tard. La suppuration et la putréfaction déterminent la mort presque aussi souvent que les hémorragies et surtout pendant le premier mois qui suit le traumatisme. Le pronostic de toute lésion rénale grave est donc excessivement sérieux à cause des hémorragies et des suppurations consécutives (Küster). Si l'affection guérit, la guérison n'est souvent qu'incomplète, car il se développe, comme suite, des fistules urineuses ou purulentes, des déplacements du rein avec hydronéphrose traumatique secondaire, des lésions de néphrite interstitielle et des calculs rénaux.

BIBLIOGRAPHIE

Küster, *Die Chirurgie der Nieren* (*Deutsche Chirurgie*. Life. 52 b. Stuttgart, 1896-1902).

Schede, *Chirurgische Nierenkrankheiten* (*Handbuch der prakt. Chirurgie*. Herausgegeben von Bruns, Mikulicz u. Bergmann. 2. Aufl., Stuttgart, 1903).

Edlefsen, *Nierenquetschung oder Nierenentzündung?* (*Münchener med. Wochenschr.*, 1902, nos 5 et 6).

Albarran, *Traité de chirurg.*, vol. III, Paris, 1899. Publié par Le Dentu et Delbet.

5. — REIN FLOTTANT

Étiologie. — Les anomalies congénitales semblent être la cause la plus importante. Comme autres facteurs étiologiques (qui ne sont peut-être que des causes occasionnelles), on mentionne la diminution de la pression intrapéritonéale (laxité des téguments abdominaux après des grossesses répétées, par suite d'un amaigrissement rapide, après l'opération de grosses tumeurs abdominales, du fait de grosses hernies de la paroi consécutives à des plaies abdominales étendues); puis il faut citer la scoliose des vertèbres lombaires, des traumatismes, des efforts, des sauts, etc. On attribue aussi un grand rôle étiologique au corset trop sanglé ou à la pression exercée par les ceintures serrées des jupes, au port de souliers à talons hauts et cambrés. L'augmentation du volume des reins, la descente des reins due à l'abaissement du diaphragme constituent également des facteurs étiologiques importants.

Remarques anatomiques. — Le rein est souvent situé très bas dans sa capsule graisseuse ou celle-ci est descendue également. Dans sa descente le rein subit d'ordinaire une torsion, de telle sorte que le hile regarde en haut. Lorsque les vaisseaux du rein sont très longs ou très extensibles ou lorsqu'ils sont implantés trop bas, la torsion peut faire défaut. Dans le rein flottant la loge rénale est très étroite et peu profonde. Le rein descendu peut être fixé par des adhérences paranéphrétiques. On rencontre assez fréquemment une hydronéphrose du rein flottant ; il est relativement rare d'observer des torsions du pédicule. On a souvent constaté simultanément avec le rein flottant des altérations inflammatoires de l'appendice.

Remarques cliniques. — Le plus souvent les malades atteints de rein mobile n'éprouvent aucun trouble : on trouve alors d'ordinaire le rein mobile par hasard. Parfois les troubles sont extraordinairement variables, mais ils ne peuvent pas habituellement être attribués au rein, car souvent il existe en même temps d'autres états morbides (des organes génitaux, entéroptose, etc.). Les troubles imputables au rein flottant sont ainsi classés, d'après *Israël*, en trois groupes : 1° douleurs après la station debout, après la marche, après la position assise, etc., qui disparaissent, lorsque le malade est couché ; 2° des symptômes dyspeptiques revêtant le caractère de la dyspepsie nerveuse ; 3° accès de coliques rénales typiques qui s'expliquent en partie par la coudure du col de l'uretère suivie de rétention, en partie par des troubles de la circulation sanguine à la suite du tiraillement du pédicule qui contient les vaisseaux ; les accès se manifestent par des douleurs excessivement violentes qui surviennent souvent brusquement ; puis on constate, comme phénomènes les plus importants, la syncope, le collapsus, des nausées, des sueurs froides, un pouls faible et fréquent. Le rein à la palpation se montre nettement tuméfié et excessivement sensible à la pression. L'accès cesse souvent brusquement; il est d'ordinaire suivi de polyurie. Si les accès se renouvellent, il en résulte une hydronéphrose intermittente.

« Si les troubles dus à une mobilité anormale ne disparaissent pas dès que le malade se trouve dans le décubitus dorsal, ou si surtout ils se montrent pendant le repos de la nuit, il est plus que probable que leur source provient d'une affection organique du rein ou d'une maladie d'autres organes abdominaux ou bien d'une névropathie. »

Souvent on trouve dans le rein flottant une mobilité anormale de la 10e côte (*Stiller*).

Le rein mobile est d'ordinaire bilatéral; lorsqu'il est unilatéral, on le rencontre habituellement à droite.

Diagnostic, diagnostic différentiel. — On peut facilement faire le diagnostic lorsqu'on trouve le rein dans une position anormale et lorsqu'il peut sans difficulté être remis en place dans la loge rénale. Si le rein est dans sa loge, il descend plus bas à l'inspiration profonde du malade couché sur le côté, et il peut aisément être déplacé vers le bas par un examen bimanuel. Si l'organe qu'on palpe correspond au volume du rein, si sa surface est lisse et si on peut toucher le hile avec les vaisseaux rénaux, le diagnostic est certain.

Les confusions avec d'autres organes sont fréquentes. Un lobe étranglé du foie montre au moins par place un bord tranchant. L'examen pratiqué dans le décubitus latéral gauche permettra, du reste, de palper nettement le rein droit.

Une vésicule biliaire qui aurait un pédicule allongé peut, il est vrai, se déplacer de droite à gauche, mais on ne pourrait pas la tirer en bas ni la replacer dans la région rénale ; cependant ces cas, d'après mon expérience, pourraient parfois offrir des difficultés de diagnostic différentiel très grandes.

Des tumeurs du colon ascendant, qui déterminent des coliques et qui ne sont pas toujours faciles à palper, se laissent distinguer du rein mobile à un examen attentif. Les parties fortement boursouflées de l'intestin dégonflent avec un bruit de borborygmes; la tumeur elle-même n'est mobile que dans l'axe transversal, mais non dans le sens sagittal.

Les tumeurs du pylore peuvent être reconnues par un examen détaillé des fonctions de l'estomac et par le résultat qu'on obtient par son insufflation.

Les tumeurs de l'ovaire sont faciles à diagnostiquer par l'examen vaginal qui permet de découvrir le pédicule de la tumeur.

Indications des interventions opératoires. — Les indications à opérer le rein flottant ne sont plus aussi nombreuses qu'autrefois ; on les a réduites avec juste raison, car, ainsi que nous l'avons dit plus haut, beaucoup de reins flottants ne produisent pas de troubles et, d'autre part, beaucoup de phénomènes qu'on a mis sur le compte des reins flottants peuvent sans aucun doute s'expliquer par des affections d'autres organes.

L'existence d'un rein mobile ne constitue donc pas une indication absolue à intervenir.

Les méthodes opératoires elles-mêmes ont changé. Tandis qu'autrefois on a souvent extirpé le rein mobile, il est actuellement absolument inadmissible de procéder à l'ablation d'un rein seulement déplacé qui peut encore fonctionner; l'extirpation rénale doit être dans ce cas rejetée comme un procédé gravement nuisible pour le malade. Si tant est qu'une opération doive être pratiquée, on fixera le rein à la paroi abdominale (néphropexie).

L'indication absolue ne se pose que lorsqu'il y a des accès de coliques rénales graves avec rétention passagère ou durable de l'urine, par suite de la coudure ou du tiraillement du pédicule.

Si on a tenté vainement un traitement diététique, orthopédique et hygiénique, si le malade est incommodé par des troubles considérables qui ne peuvent être mis que sur le compte d'un rein flottant, et non d'un autre organe, si enfin les complications manquent et qu'on ne trouve aucune affection névropathique bien déterminée, il est permis de fixer le rein par une suture, mais cette intervention n'est nullement urgente.

Contre-indications. — Outre les altérations générales qui contre-indiquent toute intervention grave, le traitement opératoire du rein flottant n'est pas à conseiller si des symptômes sérieux, (dus à la torsion du pédicule et à la rétention) manquent, et si le malade n'a pas encore suivi une médication interne ou un traitement mécanique. Si un individu nerveux attribue toute une série de troubles vagues à son rein mobile, l'opération n'est pas indiquée alors que le malade la désire, car l'effet suggestif que l'intervention pourrait avoir ne serait que de courte durée. Des affections de l'appareil génital, de l'appareil digestif, etc., compliquant le rein mobile contre-indiquent l'intervention opératoire, car dans ces cas on aurait souvent des insuccès, tandis qu'on obtient avec une thérapeutique non opératoire des résultats assez satisfaisants. Si le rein mobile n'est qu'un phénomène partiel d'une entéroptose générale, d'après l'avis de beaucoup de chirurgiens et médecins il ne faut pas opérer.

Dangers de l'intervention opératoire. — L'ablation du rein mobile, qu'on a pratiquée autrefois assez souvent, est excessivement dangereuse (dans plus d'un quart des cas publiés l'opération a été suivie de la mort du malade). La néphropexie offre elle-même encore assez de dangers sans parler du danger de l'anesthésie générale. Ainsi, dans 2 cas rapportés par *Küster*, les malades ont été emportés immédiatement après l'opération par suite d'une embolie pulmonaire. La mortalité opératoire était, dans 846 cas, de 1,18 0/0 (quelques opérateurs accusaient même une mortalité de 3 0/0 des cas).

Suites des opérations. — Assez souvent on a observé l'hématurie, l'albuminurie, l'oligurie. Plus rarement on a signalé des états irritatifs du péritoine graves, des hémorragies post-opératoires et des formations de fistules urinaires. A plusieurs reprises on a constaté après l'opération que l'autre rein devenait flottant à son tour.

Succès des opérations. — Si l'on tient compte des effets durables, les résultats obtenus ne sont nullement encourageants. Sur 34 cas non compliqués on a trouvé 85 0/0 de guérisons; mais, sur les 47 cas compliqués, il n'y en avait que 44 0/0. Tous les cas comptés ensemble ont donné seulement 58 0/0 de guérisons. Les cas heureux concernent surtout des névropathes (50 0/0), chez lesquels la suggestion joue un rôle considérable. L'effet immédiat de l'opération est d'habitude très bon. Mais, dans beaucoup de cas, malgré la réussite de l'opération, on ne constate aucune modification dans les symptômes pour lesquels on était intervenu. Chez un bon nombre de malades, on n'observait même pas un succès opératoire, puisque le rein, après un temps plus ou moins long, était aussi flottant qu'auparavant. D'après la statistique de *P. Wagner* on a constaté dans 20 0/0 des cas des insuccès ou des récidives.

Marche de l'affection dans l'abstention opératoire. — Chez beaucoup de malades on réussit à faire disparaître les troubles dus au rein flottant par un traitement non opératoire approprié (bandage, massage, cure d'engraissement, etc.).

Dans un nombre infime de cas seulement, on voit se développer des altérations graves (hydronéphrose, lithiase, néoplasmes). Comme accident tout à fait rare, il faut signaler la mort dans les cas d'enclavement, par collapsus ou par péritonite.

BIBLIOGRAPHIE

FISCHER (J.), *Die operative und die nicht operative Therapie der Wanderniere* (*Centralbl. f. d. Grenzgeb. d. Med. u. Chir.*, Bd. I, 1898).

BÜDINGER, *Ueber Wanderniere* (*Mitteil. aus den Grenzgeb. der Med. u. Chir.*, Bd. IX).

ISRAEL, *Chirurg. Klinik der Nierenkrankheiten*. Berlin, 1901.

WYSS (O.), 2 *Decennien Nierenchirurgie* (*Beitr. z. Klin. Chir.*, herausgeg. von Bruns, Bd. XXXII).

SENATOR, *Die Krankheiten der Niere*. 2. Aufl. Wien, 1903.

WOLKOW u. DELITZIN, *Die Wanderniere*. Berlin, 1899.

KÜSTER, *Nierenkrankheiten* (*Deutsche Chirurgie*, 1896. Stuttgart, F. Enke).

ALBARRAN, *Traité de chirurgie*, t. III., édité par Le Dentu et Delbet, Paris, 1899.

6. — NÉOPLASMES DU REIN

Étiologie. — Les tumeurs malignes du rein, notamment le carcinome, apparaissent souvent pendant l'enfance (plus d'un tiers des cas de carcinome du rein et deux tiers des cas de sarcome s'observent dans les dix premières années). Très propices au développement des néoplasmes du rein sont également les années qui s'étendent de cinquante à soixante-dix.

Des traumatismes et la lithiase jouent quelquefois un rôle étiologique important. La maladie atteint l'homme deux fois plus que la femme (*Israël*).

Remarques anatomo-pathologiques. — Dans le rein on constate avec la même fréquence des tumeurs malignes et bénignes ; dans le bassinet ces deux formes principales de néoplasmes ne se rencontrent que rarement. Les carcinomes et sarcomes du rein qui de préférence sont unilatéraux provoquent d'ordinaire une augmentation du volume du rein malade, mais il y a des cas où, malgré un envahissement de tout l'organe, cette augmentation de volume fait défaut. Le carcinome rénal peut se présenter sous la forme tubéreuse ou infiltrée. Les tubérosités dépassent parfois la surface, et la tumeur acquiert ainsi un aspect tout à fait irrégulier. Souvent les tumeurs bourgeonnent dans les grosses veines et peuvent envahir même la veine-cave. C'est surtout la forme infiltrée qui empiète de bonne heure sur les parties voisines, et cela déjà à une époque où la tuméfaction du rein ne peut pas encore être décelée cliniquement.

Les ganglions lymphatiques participent rarement à l'affection. Israël a trouvé seulement 7 cas sur 44 opérés dans lesquels les ganglions étaient infiltrés; parmi ces cas, il en était cependant d'assez anciens. L'adénocarcinome semble être particulièrement fréquent.

Les sarcomes du rein sont à cellules fusiformes ou à cellules rondes. Ils peuvent être solitaires ou multiples.

Parmi les autres formes de tumeur maligne du rein il faut citer l'endothéliome et le périthéliome et finalement « l'adénosarcome embryonnaire » qui est relativement fréquent chez l'enfant.

Les hypernéphromes (*strumæ suprarenales aberrantes*) décrits par *Grawitz* sont de nature tantôt maligne, tantôt bénigne.

Parmi les tumeurs bénignes il n'y a guère que les lipomes et les fibromes, d'ailleurs rares, qui atteignent un volume considérable.

Israël a constaté que dans 70 0/0 des cas les tumeurs circonscrites se développent au niveau du pôle inférieur et de la partie moyenne du rein.

Parmi les tumeurs on compte cliniquement d'habitude aussi les anévrismes (rares) de l'artère rénale. Le plus souvent ils sont petits; mais quelquefois ils peuvent atteindre le volume d'une tête d'enfant et au-delà. On a décrit des anévrismes vrais et faux de l'artère rénale.

Remarques cliniques. — Les signes cliniques les plus importants des tumeurs malignes sont : l'hématurie, l'existence d'une tumeur solide, des douleurs rénales, plus tard, la cachexie et les métastases.

L'hématurie est un symptôme précoce, et, comme tel, il a été observé dans un quart des cas ; plus tard on le trouve dans la moitié des cas. Parmi les malades d'*Israël* l'hématurie précoce existait même dans 70 0/0 des cas avec ou sans coliques ; sur 66 cas l'hémorragie manquait seulement 5 fois. L'hématurie est parfois peu abondante et rare, se montrant seulement après un traumatisme ; d'autres fois elle est particulièrement profuse et risque de rendre le malade exsangue. Son apparition n'est pas sous la dépendance de la manière de vivre ; en effet l'hématurie survient tantôt pendant que le malade repose, tantôt pendant qu'il déambule. L'hémorragie chez l'un ne survient qu'une fois par an ; chez un autre, très souvent, même tous les jours.

Dans un de mes cas le malade était pris d'hémorragies très profuses trois ans avant le développement d'une tumeur assez volumineuse, au point qu'il a failli succomber. Si le sang se coagule, on retrouve des coagulums assez volumineux dans l'urine ; s'ils s'enclavent dans l'uretère, le malade peut être pris d'un accès de colique, comme s'il était atteint de néphrolithiase, et une hydronéphrose peut se développer (ce qui est un fait rare). Habituellement, le malade élimine un mélange de sang et d'urine.

Outre l'apparition passagère de sang, l'urine peut être normale ; rarement elle contient des éléments du néoplasme. Mais d'habitude, alors même que le malade n'élimine pas de sang, il existe de l'albuminurie légère ou parfois très grave. Souvent on découvre dans l'urine des cylindres qui proviennent de parties du rein atteintes d'une inflammation aseptique accompagnant le néoplasme. On constate sans transitions tantôt de l'urine contenant beaucoup de sang, tantôt de l'urine claire.

Israël envisage comme un symptôme spécifique la présence dans l'urine de coagulums vermiformes qui renferment dans leur trame fibrineuse des globules rouges, de gros corpuscules granuleux, des cellules épithéliales atypiques et des détritus provenant de globules sanguins.

Ultérieurement on trouve presque toujours, à la palpation, une tumeur bien distincte (sur 133 cas réunis par *Quillet*, on l'a découverte 129 fois; et *Israël*, dans 68 cas, l'a rencontrée 62 fois). Il est vrai que la découverte précoce de la tumeur dépend de l'adresse de l'examinateur et de la position qu'occupe la tumeur dans le rein. Les néoplasmes qui siègent au niveau du pôle inférieur ou de la surface antérieure du rein se diagnostiquent assez facilement et assez tôt. L'examen se fait le mieux dans le décubitus à moitié latéral.

Les tumeurs malignes du rein donnent d'habitude la sensation de grosseurs irrégulières, dures et tubéreuses et sont souvent sensibles à la pression. *Israël* a plusieurs fois reconnu par la palpation de petites tumeurs qui n'étaient pas plus grosses que la moitié d'une cerise.

Lorsque la tumeur progresse, il survient des phénomènes de déplacement des organes voisins;

lorsqu'elle atteint un volume considérable, elle refoule le diaphragme en haut. Au-devant de la tumeur on constate, à la percussion, des segments de l'intestin.

Dans environ un quart des cas il existe des douleurs initiales dans la région rénale et le long du trajet des uretères. Les douleurs sont tantôt sourdes, tantôt d'une intensité extraordinaire. Durant la marche de la maladie les douleurs sont tellement fréquentes que plus de la moitié des malades, en se basant sur les sensations qu'ils éprouvaient, ont pu renseigner le médecin sur le côté où siégeait l'affection (*Israël*).

Dans plusieurs cas on a constaté au cours de la maladie le développement d'un varicocèle et un œdème du membre inférieur correspondant au côté du rein malade ; de plus, on rencontre des gonflements ganglionnaires surtout dans l'aine. Parfois, il y a de la fièvre ; la cachexie survient seulement dans les stades ultérieurs de la maladie.

Chez l'enfant, la durée de la maladie n'est d'ordinaire que de quelques mois allant rarement jusqu'à un an ; chez l'adulte, au contraire, elle est très longue, atteignant plusieurs années (la durée moyenne est de deux ans et demi), jusqu'à dix ans et au-delà. Le carcinome des reins est plus longtemps et mieux supporté par l'adulte que le carcinome d'autres organes (*Robert*).

Le malade meurt soit de cachexie, soit d'hémorragie profuse, rarement à la suite d'urémie ou de rupture rénale.

Diagnostic et diagnostic différentiel. — Si les symptômes principaux : hématurie, apparition d'une tumeur, douleurs dans la région rénale, cachexie, existent, le diagnostic ne présente pas de difficultés ; la découverte de fragments de la tumeur dans l'urine et de gros ganglions inguinaux appuieront le diagnostic, de même le fait que l'urine est tantôt très sanguinolente, tantôt claire.

Il est très important de reconnaître si la tumeur appartient au rein ou non. Cette constatation se fait par une exploration minutieuse bimanuelle, par l'insufflation de l'intestin (la tumeur siège derrière) et de l'estomac (même position de la tumeur), par le toucher rectal et vaginal, par l'examen radiographique et cystoscopique. Si l'hématurie est le premier symptôme, on pourra penser, au point de vue du diagnostic différentiel, surtout à la tuberculose et à la néphrolithiase, et aussi à l'hydronéphrose, au rein kystique et à l'infarctus hémorragique. Contre la tuberculose parleront l'absence de bacilles de *Koch*, l'absence de fièvre passagère avec sueurs nocturnes profuses et de réaction locale (douleur, hémorragies) après l'épreuve de la tuberculine. Dans la néphrolithiase manque la tumeur volumineuse et, de plus, le malade élimine souvent du sable et des graviers. Le rein polykystique congénital produit, il est vrai, souvent l'hématurie, mais il est ordinairement bilatéral, tandis que les néoplasmes se trouvent presque toujours d'un côté seulement. Dans l'hydronéphrose on rencontre rarement une hématurie abondante et constante; la tumeur se laisse réduire par la compression et dans les poussées aiguës d'hydronéphrose apparaissent des coliques, et la cachexie manque.

La ponction exploratrice peut dans certains cas trancher la question. Les formations cavitaires qui résultent de tumeurs renferment un liquide riche en albumine souvent teinté de sang et contenant des éléments morphologiques du néoplasme.

Le gonflement des ganglions rétropéritonéaux, surtout chez l'enfant, peut prêter à des confusions. Un examen détaillé, notamment l'absence de modifications urinaires, permettra de poser un diagnostic exact.

Indications des interventions chirurgicales. — Si on a établi avec certitude la présence d'un néoplasme malin du rein ou si on peut présumer seulement le diagnostic, l'intervention opératoire est indiquée à la condition que l'autre rein fonctionne bien; si le diagnostic n'est pas tout à fait certain (à cause de l'absence d'un résultat positif fourni par la palpation), l'intervention pourra être au moins exploratrice.

L'intervention radicale consiste d'ordinaire dans l'ablation totale de l'organe atteint (néphrectomie).

Il y a des cas où, malgré l'existence de métastases, l'opération peut être indiquée, notamment lorsque des hémorragies excessives menacent la vie du malade, à la condition, toutefois, que la cachexie ne soit pas trop avancée. J'ai observé un malade chez lequel il a fallu remplir cette indication vitale.

Contre-indications. — La présence de métastases (ne pas négliger de se rendre compte des métastases osseuses), la bilatéralité de la tumeur, son immobilité parlent contre l'opération ; de même, la découverte de troubles circulatoires dans le domaine de la veine-cave inférieure constitue une contre-indication, car nous savons par expérience que dans ce cas la tumeur a d'ordinaire déjà fait irruption dans la circulation sanguine en envoyant dans les veines des prolongements qui y pullulent ensuite. La coexistence d'affections graves (diabète) parle contre l'intervention qui est toujours à redouter. S'il y a de la fièvre dont on ne peut pas trouver la cause, on fera bien de s'abstenir, car la fièvre qui survient au cours des néoplasmes rénaux n'apparaît que lorsqu'ils ont dépassé la capsule rénale. Si le second rein a complètement perdu son pouvoir de fonctionner, il ne faut pas opérer ; mais, si sa fonction n'est qu'amoindrie (par exemple par dégénérescence amyloïde, néphrite chronique), l'extirpation du rein néoplasique est justifiée, étant donnée la situation désespérée du malade.

Succès de l'opération. — Les résultats éloignés des extirpations de la tumeur ne sont pas malheureusement très favorables. *Israël* a trouvé que, sur ses 25 malades qui avaient survécu à l'opération et aux affections intercurrentes 19 ont succombé à des récidives. Un tiers des opérés est resté guéri plus de trois ans. Il faut considérer qu'*Israël* par un bon diagnostic a été souvent à même de faire des opérations précoces qui fournissent un pronostic plus favorable ; d'autres opérateurs ont certainement des résultats éloignés encore plus mauvais.

Néanmoins, dans beaucoup de cas, on obtient un résultat relativement bon. L'opération procure au malade l'espoir de vivre, parfois elle le rend apte au travail et lui enlève ses douleurs.

Dangers de l'opération. — Beaucoup de malades opérés meurent de paralysie cardiaque. Sur 43 malades opérés par *Israël*, 5 sont morts de paralysie cardiaque, 4 à la suite d'autres causes qui étaient dues à l'opération. La mortalité opératoire, autant qu'on en puisse juger, est, d'après *Hérescu* et *Israël*, de 1/5 de tous les cas opérés. L'affection de l'autre rein est assez rarement la cause de la mort.

Suites de l'abstention opératoire. — Les malades atteints de tumeur maligne du rein qu'on n'opère pas sont irrémédiablement perdus. Cependant ils peuvent encore vivre assez longtemps ; il n'est pas rare de les voir survivre plus de quatre ans ; même une durée de dix ans se rencontre dans 1/6 des cas. Chez un de mes malades il s'était écoulé, à partir de la première hématurie jusqu'à l'exitus, un laps de temps de plus de sept ans ; le patient avait refusé l'opération précoce qu'on lui avait proposée.

BIBLIOGRAPHIE

Senator, *Krankheiten der Nieren*. 2. Aufl. (Nothnagel's *Handbuch der speziellen Pathol. u. Therap.*, Wien, 1903).

Schede, *Krankheiten der Nieren* (*Handbuch der praktischen Chirurgie*, Herausgegeben von Bergmann, Mikuliez und Bruns, Bd. III, 2. Aufl., Stuttgart, 1903, F. Enke).

Hansemann, v., *Zeitschrift für kliniche Medizin*, Bd. XLIV.

Rovsing, *Die Diagnose und Behandlung der bösartigen Nierengeschwülste beim Erwachsenen* (*Archiv. für klin. Chir.*, Bd. LI).

Israel, *Chirurg. Klinik der Nierenkrankheiten*. Berlin, 1901.

Héresco, *De l'intervention chirurgicale dans les tumeurs malignes du rein*. Thèse de Paris, 1899.

Rosenstein, *Die Krankheiten der Niere* (*Handb. d. prakt. Med.* Herausgegeben von Ebstein-Schwalbe. Stuttgart, 1900, Fr. Enke).

7. — KYSTES DU REIN

Étiologie. — Dans un nombre assez grand des cas, l'affection est congénitale. Chez l'adulte le rein kystique se rencontre seulement à un âge assez avancé (sur 187 cas concernant des adultes, la maladie n'a apparu que 2 fois dans la deuxième décade de la vie). On a publié plusieurs cas dans lesquels l'affection était familiale.

Remarques anatomo-pathologiques. — Lorsque le rein polykystique est constaté chez le nouveau-né ou dans les premières années de la vie, c'est presque toujours des deux côtés, et la bilatéralité s'observe même lorsqu'on rencontre cette maladie à un âge avancé dans 4/5 des cas (41 fois sur 226 cas le kyste était unilatéral).

L'organe malade est d'habitude très volumineux; dans d'autres cas il garde sa forme normale ou se présente comme une tumeur irrégulière, bosselée. Tout l'organe est bourré de kystes plus ou moins gros. Le contenu des kystes est tantôt un liquide clair et jaunâtre, tantôt un liquide épais, trouble et assez souvent sanguinolent.

Dans un tiers des cas, et cela est d'une constatation clinique très importante, on rencontre simultanément des formations kystiques dans le foie.

On invoque, pour expliquer la genèse du rein polykystique, des processus inflammatoires, des malformations, et d'aucuns admettent qu'il s'agit de néoformations.

Remarques cliniques. — Le rein polykystique congénital n'a guère d'importance chirurgicale, car les enfants qui en sont atteints ne tardent pas à succomber pour la plupart, par suite du refoulement du diaphragme en haut ou en raison de la présence d'autres malformations.

Chez l'adulte le rein polykystique évolue souvent sans occasionner de symptômes, et on le trouve par hasard à l'autopsie, comme dans 2 de mes cas, dans lesquels l'examen de l'urine n'avait révélé rien d'anormal. Parfois cependant le gonflement du rein est tellement prononcé qu'on s'en rend compte à la palpation ; il y a même des cas où quelques kystes peuvent être reconnus par la palpation au relief sphérique qu'ils font à la surface du rein. On note du ballottement rénal, un déplacement de l'organe avec les mouvements respiratoires. Les douleurs n'existent pas dans tous les cas ; elles revêtent parfois le caractère de coliques.

L'urine est souvent normale, mais parfois elle est très riche en albumine et en sang et peut contenir des corpuscules ayant une forme en rosette ou ressemblant à de la leucine. Quelquefois l'état de l'urine est celui qu'on constate dans le rein atrophique. A la ponction exploratrice on trouve que les saillies fluctuantes ont un contenu liquide ; on y voit parfois des corps à couches concentriques et à contours en rosette.

Très souvent le foie est augmenté de volume et on y constate de la fluctuation.

Souvent il existe de l'hypertrophie du cœur et une élévation de la tension artérielle. L'état général reste habituellement bon ; dans quelques cas cependant on note des troubles digestifs et même de la fièvre. Celle-ci est généralement due à la suppuration des kystes, mais elle peut aussi se manifester sans que cette suppuration existe. Dans un de mes cas on avait remarqué plusieurs fois des accès de fièvre très élevée à laquelle on ne trouvait aucune cause ; l'autopsie ne révéla aucun foyer de suppuration ni aucune autre cause pouvant expliquer les mouvements fébriles (urémie?).

Les attaques urémiques graves sont fréquentes; elles peuvent se terminer par la mort.

Diagnostic et diagnostic différentiel. — Le diagnostic qui d'ordinaire est difficile peut être posé lorsqu'il existe une tumeur rénale bilatérale ayant une surface rugueuse et présentant de la fluctuation, lorsqu'il y a hématurie et lorsque simultanément on constate une tuméfaction fluctuante du foie. Le diagnostic sera corroboré par la notion d'une prédisposition héréditaire ou familiale. Si l'on trouve, en outre, par la ponction exploratrice des corpuscules en rosettes, aucun doute n'est plus possible, car ces corpuscules ne se rencontrent dans aucune autre affection rénale.

L'échinocoque du rein n'existe d'ordinaire que d'un seul côté; il en est de même des autres tumeurs rénales; si elles sont bilatérales, elles occasionnent, ainsi que les reins polykystiques, une augmentation du volume des deux reins.

Le diagnostic différentiel d'avec la pyo- ou l'hydronéphrose — si fréquemment bilatérales — peut être particulièrement difficile. Le rapetissement des tumeurs sous l'influence de la compression, les oscillations de leur volume, leur surface homogène (dans les reins polykystiques on trouve au contraire des saillies à la surface) parleront en faveur de l'hydro- ou de la pyonéphrose.

Indications des interventions opératoires. — En général, les kystes bilatéraux du rein, pourvu que le diagnostic puisse être établi avant l'opération, sont un *noli me tangere*. Dans des cas exceptionnels seulement l'intervention opératoire (néphrotomie ou ponction des kystes) est indiquée, mais jamais il ne faut appliquer un traitement plus actif. Ces indications exceptionnelles sont : des douleurs violentes et continues dans la région rénale réduisant le malade au désespoir, la suppuration de l'organe, de fortes hématuries, et finalement une augmentation énorme du volume du rein avec refoulement considérable des parties voisines. Au cas d'anurie il y a indication formelle à pratiquer une incision de détente.

Dangers des interventions opératoires. — Ces dangers sont particulièrement grands. Sur 25 cas réunis par *Mohr*, 7 malades sont morts, ce qui fait à peu près un tiers des cas observés.

Succès des interventions opératoires. — Plusieurs fois on a procédé à l'opération, lorsque la vie du malade était en danger (anurie, hémorragie et suppuration grave), et on a pu ainsi conjurer le danger. On a rapporté aussi quelques cas de guérison de longue durée due à l'extirpation du rein; mais, dans la plupart des cas, au bout d'un temps plus ou moins long la dégénérescence kystique s'accusait de plus en plus dans le second rein, ce qui rend le succès de l'extirpation complètement illusoire. Il faut encore faire valoir que des reins présentant une dégénérescence kystique en apparence très grave peuvent encore fonctionner relativement bien.

BIBLIOGRAPHIE

Mohr, *Die Behandlung der polycystischen Nierenentartung* (*Mitt. aus. d. Grenzgeb. d. Med. u. Chirurgie*, Bd. VI).

Stiller, *Zur Diagnostik der polycystischen Nierenentartung* (*Berl. klin. Wochenschr.*, 1892, p. 215).

Senator, *Die Krankheiten der Nieren*. 2. Aufl., Wien, 1903.

Israel, *Die chirurg. Klinik der Nierenkrankheiten*. Berlin, 1901, Hirschwald.

Schede, *Die Krankheiten der Nieren* (*Handb. d. prakt. Chir.*, Herausgeg. von Bergmann, Bruns, Mikulicz. 2. Aufl., Wien, 1903).

8. — KYSTE HYDATIQUE DU REIN

Étiologie. — L'échinocoque s'observe le plus souvent chez des personnes âgées de vingt à trente ans; il est un peu plus fréquent chez l'homme que chez la femme. Le rein est plus rarement atteint d'échinocoques que le foie et le poumon (sur 900 cas de *Neisser* on a rencontré cette affection 80 fois; sur les 970 cas de *Vegas* et de *Cramwell*, on ne l'a guère trouvée que 20 fois).

Remarques anatomo-pathologiques. — Presque toujours un rein seulement est pris; le gonflement part de la substance corticale du pôle supérieur ou inférieur.

Les kystes peuvent atteindre un volume considérable et produire l'atrophie du parenchyme rénal avoisinant. Mais, alors même que l'échinocoque devient énorme, une partie de la substance rénale continue quand même à fonctionner. Le contenu des hydatides est un liquide clair comme de l'eau dans lequel nagent des vésicules filles. Parfois, par suite d'un dépôt calcaire, les kystes s'atrophient; dans quelques cas la poche est détruite par suppuration. Cette dernière altération fait souvent naître des complications graves (irruption dans le bassinet, dans la plèvre, en arrière, à travers les muscles lombaires). Souvent la poche, même sans qu'elle suppure, se rompt dans le bassinet (48 fois sur 67).

Remarques cliniques. — De petits kystes hydatiques ne déterminent souvent aucun trouble. Des kystes plus volumineux donnent à la palpation l'impression de tumeurs qui paraissent être tantôt solides, tantôt fluctuantes; leur volume est parfois énorme. La pression exercée sur la tumeur ne provoque d'ordinaire aucune douleur. Dans quelques cas on observe des douleurs spontanées; elles peuvent revêtir le caractère de coliques lorsque des vésicules se détachent et oblitèrent l'uretère. Par l'évacuation d'un assez grand nombre de vésicules la tumeur peut se réduire considérablement. L'urine est tantôt tout à fait claire ou tantôt trouble par suite d'une pyélite concomitante, ou, enfin, elle acquiert des propriétés caractéristiques par son mélange avec le contenu des vésicules rompues; habituellement ces modifications de l'urine sont précédées de coliques rénales plus ou moins intenses. L'urine devient alors particulièrement trouble, laiteuse, parfois aussi sanguinolente ou purulente. L'examen microscopique décèle la présence de crochets et de lambeaux de membranes ; parfois on trouve également des vésicules entières dans l'urine; mais elles peuvent aussi manquer, bien que des centaines de vésicules se soient développées dans le rein. Quelquefois l'échinocoque est détruit par la suppuration ou la putréfaction, et alors le malade commence subitement à avoir une fièvre élevée. L'irruption des vésicules peut aussi se faire dans d'autres organes cavitaires.

Diagnostic et diagnostic différentiel. — On peut faire le diagnostic de kyste hydatique du rein lorsqu'il existe une tumeur lisse et sphérique qui fait partie du rein et que sa nature hydatique est prouvée soit par l'élimination de vésicules, de crochets ou de lambeaux de membrane, soit par une ponction exploratrice ayant fourni un liquide clair, pauvre en albumine, riche en chlorure de sodium et renfermant de l'acide succinique ; le diagnostic devient tout à fait certain lorsqu'après l'évacuation de vésicules ou du contenu des vésicules la tumeur accessible à la palpation se rapetisse.

Pour ce qui est du diagnostic de « tumeur du rein », voir le chapitre correspondant.

On a assez souvent confondu le kyste hydatique du rein avec l'hydronéphrose et les tumeurs solides du rein. Dans beaucoup de cas le diagnostic exact ne pourra être posé si la ponction exploratrice n'est pas faite et si on ne trouve pas dans l'urine des crochets et des vésicules. Les échinocoques du rein peuvent aussi simuler des tumeurs de l'ovaire. Cependant le rein atteint de kyste hydatique est d'habitude immobile ; l'intestin se trouve au devant et au dedans de lui ; on pourra aussi souvent utiliser le résultat obtenu par le toucher rectal et vaginal. Dans un de mes cas plusieurs gynécologues avaient pendant des années maintenu le diagnostic de tumeur de l'ovaire ; je vis la malade quelques jours avant sa mort, l'urine était laiteuse et contenait des membranes ; m'appuyant sur cette constatation, le diagnostic probable d'échinocoque s'imposa et à l'autopsie on découvrit dans le rein qui était très abaissé un échinocoque qui avait fait irruption dans le bassinet.

L'unilatéralité infirme l'idée d'une maladie polykystique.

Indications des interventions opératoires. — Lorsque le diagnostic de kyste hydatique du rein est certain, il faut autant que possible intervenir, surtout si l'état général le permet. Si le diagnostic n'est pas certain, mais s'il existe une tumeur fluctuante dans la région rénale, il est justifié de pratiquer une opération exploratrice, notamment lorsque surviennent des mouvements fébriles qui laissent supposer une suppuration du kyste. Lorsqu'on note une augmentation rapide de la tumeur, l'opération est strictement indiquée.

Le procédé qu'on emploie généralement consiste dans l'incision du sac et dans la suture de sa paroi aux téguments de l'abdomen.

Contre-indications. — Étant donné que l'affection est dangereuse, que l'opération est relativement bénigne et que le rein affecté peut être ménagé autant que possible, il n'y a pas de contre-indications.

Dangers et suites de l'opération. — Depuis qu'on ne fait qu'inciser les reins atteints d'échinocoques au lieu de les extirper, comme on l'a fait autrefois, le danger de l'opération comparé au danger de l'affection est relativement minime. Sur 23 cas traités par l'incision un seul a succombé : la mort était due à une affection du cœur. Dans un de ces cas il a fallu procéder ultérieurement à la néphrectomie. Les autres cas ont complètement guéri.

Suites de l'abstention opératoire. — Il y a toujours le danger de la suppuration du kyste avec toutes les complications consécutives possibles d'une grande collection purulente au sein de l'organisme. Il n'est pas très rare d'observer la guérison spontanée par l'élimination des vésicules dans les voies urinaires, et le ratatinement consécutif du sac; mais cette terminaison ne survient pas assez fréquemment pour qu'on puisse tabler sur elle. De plus, par l'enclavement des vésicules dans l'uretère il peut se produire une anurie réflexe des deux reins avec toutes les suites néfastes qu'elle engendre. La rupture du sac à l'extérieur peut provoquer des complications graves. D'un autre côté, il faut faire valoir que l'échinocoque du rein est compatible avec une longue durée de la vie et que l'irruption de la poche dans le bassinet est parfois le premier pas vers la guérison spontanée.

BIBLIOGRAPHIE

WAGNER (Paul), *Zur Operation des Nierenechinococcus* (*Centralbl. f. d. Krankheiten der Harn- u. Sexualorgane*, 1894).

POPPER, *Echinococcus der Harnwege* (*Berliner klin. Wochenschrift*, 1898, n° 9).

HONZEL, *Contribution à l'étude des kystes hydatiques du rein* (*Revue de Chirurgie*, 1898).

SCHEDE, *Echinococcus der Niere* (*Handb. d. prakt. Chirurgie*. Herausgeg. von Bergmann, Mikulicz u. Bruns, Bd. III, 2. Aufl., Stuttgart, 1903).

SENATOR, *Die Krankheiten der Nieren*, 2. Aufl., Wien, 1903.

ROSENSTEIN, *Krankheiten der Niere* (*Handb. d. prakt. Med.*, Herausgeg. von Ebstein-Schwalbe, Bd. III, I. Teil, Stuttgart, 1900, Fr. Enke).

9. — L'HYDRONÉPHROSE ET LA PYONÉPHROSE (REIN SACCIFORME)

Étiologie. — L'hydronéphrose peut être congénitale ou acquise. Les hydronéphroses congénitales sont dues à des malformations ou à des processus inflammatoires intra-utérins avec atrésie consécutive des voies urinaires. Les hydronéphroses acquises proviennent d'une oblitération mécanique des voies urinaires (par exemple par des tumeurs, calculs rénaux, corps étrangers), ou par des adhérences avec le voisinage et par la coudure des voies urinaires, ou bien par suite du gonflement inflammatoire de la muqueuse dans les parties étroites de ces voies. La gravidité et le rein flottant favorisent le développement de l'hydronéphrose. Habituellement il faut que l'obstacle à l'écoulement de l'urine se développe lentement et devienne moindre par moments pour que l'hydronéphrose atteigne un volume considérable (*Cohnheim*).

Des suppurations d'une partie quelconque du corps (par exemple ostéomyélite, panaris, etc.) peuvent occasionner l'infection d'une hydronéphrose aseptique, par voie hématogène. La pyonéphrose se développe souvent secondairement par propagation d'inflammations des voies urinaires inférieures (après une cystite grave, après cathétérisme, après ulcération de tumeurs de la prostate et de la vessie, etc.).

Chez l'enfant on rencontre assez souvent l'hydronéphrose, mais la pyonéphrose ne s'observe guère qu'après la puberté.

Remarques anatomo-pathologiques. — Sous le nom d'hydro- et d'uronéphrose *Israël* comprend les états de rétention qui se développent grâce à un obstacle primitif à l'écoulement de l'urine ; elles sont d'abord aseptiques et peuvent être infectées ensuite. Les pyonéphroses peuvent se développer sans rétention aseptique préalable, immédiatement après un processus inflammatoire infectieux qui a causé simultanément ou consécutivement un obstacle à l'écoulement de l'urine.

L'hydronéphrose peut être uni ou bilatérale, ouverte ou fermée. Le rein fortement altéré par l'hydronéphrose se présente comme un sac volumineux, ovoïde, rempli d'un liquide clair ou trouble et atteignant la grosseur d'une tête d'homme. La tumeur ovoïde est coiffée, sous forme de bosselures, des restes du rein. La cavité contient plusieurs loges incomplètes.

Parmi les conditions pathogéniques de l'hydronéphrose acquise il faut mentionner en premier lieu les changements de position du rein (rein flottant, déplacement scoliotique), les calculs rénaux, les tumeurs du bassin, surtout celles qui partent de l'utérus, la compression des uretères, le gonflement inflammatoire de la muqueuse des voies urinaires.

Les pyonéphroses dues à l'infection des hydronéphroses se distinguent des pyonéphroses primitives surtout par l'état de l'uretère. Ce dernier dans la forme primitive de pyonéphrose, qui doit son origine à des processus suppuratifs ascendants, est raccourci, sa paroi est épaissie et montre des rétrécissements circonscrits. Dans la pyonéphrose provenant de l'infection d'une hydronéphrose, l'uretère au contraire est allongé, présente une forme en boyau et a une paroi mince. Les pyonéphroses de cette dernière catégorie sont souvent très volumineuses et unicavitaires ; les primitives au contraire ne sont d'ordinaire pas excessivement volumineuses et possèdent plusieurs loges (avec la forme en bouteilles des calices dilatés). Le contenu de la pyonéphrose est purulent, putride ou hémorragique ; parfois le pus très concret ressemble à du mastic. On trouve souvent des suppurations périnéphrétiques sans qu'on puisse découvrir une grosse communication entre la pyonéphrose et l'abcès qui l'entoure. Les vaisseaux du pédicule sont particulièrement étroits.

Remarques cliniques. — Souvent l'hydronéphrose évolue sans occasionner de symptômes. Le signe le plus important est l'existence d'une tumeur qui appartient au rein. La tumeur se laisse bien circonscrire surtout par la palpitation bimanuelle et d'ordinaire elle n'est pas sensible à la pression. La fluctuation se rencontre souvent, mais pas toujours. La sonorité au niveau de la tumeur est conservée ou tympanique, des segments d'intestin étant situés au devant de l'hydronéphrose. Le volume de la tumeur peut considérablement varier à de courts intervalles, en quelques heures; le rein est mobile ou immobile. La diminution rapide de la tumeur coïncide avec l'élimination d'une grande quantité d'urine qui se produit en peu de temps. Pendant la durée de l'occlusion il existe d'ordinaire de l'oligurie. L'urine sécrétée est tantôt tout à fait claire, tantôt elle est, malgré son abondance, très trouble par moments à cause de la présence de mucus, de pus ou de sang; l'urine devient trouble en même temps que la tumeur se rapetisse : ces modifications de l'urine proviennent du rein altéré. Parfois on trouve aussi dans l'urine des cylindres ou des concrétions. Un peu plus rarement on constate une polyurie constante.

La tumeu détermine souvent une voussure

visible dans la région lombaire ; si l'accumulation du liquide se fait dans un rein flottant, la partie inférieure de l'abdomen est plus fortement distendue. Dans l'hydronéphrose double un côté est habituellement plus saillant que l'autre. Le rein atteint d'hydronéphrose se déplace presque toujours un peu pendant les mouvements respiratoires.

Le malade a une sensation de plénitude. Il éprouve rarement des douleurs spontanées qui revêtent le caractère de coliques comme si des calculs rénaux étaient présents ; il peut dans ce cas exister également une sensibilité douloureuse à la pression du rein malade et une diminution réflexe de la sécrétion urinaire de l'autre rein. Parfois, lorsque l'hydronéphrose se développe rapidement, on constate de la fièvre ; cette dernière est fréquente dans la pyonéphrose et présente soit le type intermittent, soit le type continu ou rémittent.

Les hémorragies de la poche rénale se produisent pendant le stade d'occlusion et on observe par conséquent parfois, après l'accès, de l'urine sanguinolente. Tandis que dans les hydronéphroses intermittentes il y a périodicité des gonflements et des coliques, les douleurs disparaissent souvent lorsque l'occlusion est devenue permanente et qu'une poche volumineuse et fermée en résulte.

Si dans l'hydronéphrose unilatérale l'autre rein cesse de fonctionner ou si l'élimination urinaire de ce rein est troublée, l'urémie apparaît.

Le sac étant fortement tendu, surtout si un traumatisme intervient, il peut se rompre en provoquant de fortes douleurs et des phénomènes de collapsus.

Rarement on observe de l'hypertrophie cardiaque.

Diagnostic et diagnostic différentiel. — L'existence d'une tumeur kystique dans la région rénale, un son tympanique au devant de la tumeur, l'imperméabilité d'un uretère, révélée par l'examen cystoscopique ou par la séparation des urines, l'absence de toute autre affection (tumeur du bassin, calcul, etc.) pouvant empêcher l'écoulement de l'urine, tout cela permet de penser à l'hydronéphrose. Alors même que la sonorité au devant de la tumeur n'est pas tympanique, il peut quand même s'agir d'une hydronéphrose ; on aura recours à l'insufflation de l'estomac et de l'intestin. La tumeur devient moins distincte après l'insufflation ; on découvre d'ordinaire entre le foie ou la rate d'un côté et la tumeur de l'autre côté un espace occupé par l'intestin qui se révèle à la percussion et à la palpation (*Senator*). Si la tumeur diminue de volume spontanément ou sous l'influence de la palpation et si le liquide se vide par la vessie, le diagnostic d'hydronéphrose est presque certain. La ponction exploratrice, qui est d'ailleurs dangereuse, ne fournit pas de résultats incontestables, car l'urine peut aussi provenir d'un rein polykystique ou d'une tumeur en communication avec les voies urinaires.

S'il existe, en outre, une fièvre de longue durée (intermittente), si par moments le malade sécrète du pus en assez grande quantité, le diagnostic de pyonéphrose s'impose.

Il est souvent très difficile d'établir le diagnostic différentiel d'avec d'autres tumeurs kystiques surtout rénales. Les tumeurs de l'ovaire sont adhérentes à l'utérus et, en s'accroissant, elles se dirigent vers le haut. D'autres tumeurs kystiques du rein se distinguent par le cathétérisme des uretères ou par la ponction de la tumeur. Dans le kyste hydatique du rein, on trouve parfois dans l'urine des crochets. Les tumeurs du foie ou de la rate ne laissent pas découvrir entre elles et ces organes l'espace dont nous avons parlé plus haut. Les hydro- ou pyonéphroses peuvent montrer également et d'une manière éclatante une mobilité à la respiration. Dans un de mes cas, me basant sur la mobilité bien prononcée à la respiration et sur la forme en apparence caractéristique (il semblait y avoir des encoches), je pensai de prime abord à une tumeur de la rate, jusqu'à ce que la pyurie rendit le diagnostic de pyonéphrose certain.

Le diagnostic différentiel d'avec la néphrolithiase est souvent très difficile, car dans les deux affections les mêmes coliques peuvent apparaître ; mais dans l'hydronéphrose il survient à chaque occlusion une augmentation rapide du volume de l'organe et les ombres de globules manquent dans les intervalles des accès, tandis que dans la néphrolithiase ces dernières se montrent à la suite des exercices corporels.

Les coliques et calculs biliaires avec gonflement de la vésicule biliaire se laisseront malgré l'absence d'ictère reconnaître si on examine le malade dans le décubitus latéral gauche, car la vésicule biliaire, dans cette position, s'éloigne du rein.

Indications des interventions opératoires. — Lorsque le diagnostic de pyonéphrose est établi avec certitude, l'indication d'une intervention opératoire est posée (néphrectomie, rarement néphrotomie).

La ponction de l'hydronéphrose peut être indiquée dans un but diagnostique et avant tout comme traitement palliatif. Lorsque, par suite de l'occlusion subite d'une grosse hydronéphrose apparaissent de fortes douleurs, de l'oligurie, et des phénomènes menaçant la vie du malade, et qu'une intervention plus importante ne peut pas être pratiquée pour d'autres raisons, la ponction suivie de drainage est indiquée.

Lorsque l'hydronéphrose existe, l'intervention opératoire est nécessaire si l'affection a donné naissance à des troubles importants durables, si le traitement non chirurgical (par exemple, bandage contentif d'un rein flottant, traitement des déviations utérines, etc.) est resté sans succès ou n'est pas praticable, et si par le massage on ne réussit plus à vider le sac complètement. Les torsions du pédicule et les déchirures de l'hydronéphrose exigent une opération hâtive pourvu qu'on arrive à les diagnostiquer. Dans l'occlusion avec anurie réflexe ou avec oligurie, l'intervention est également justifiée, car le cathétérisme permanent de l'uretère est trop dangereux. Par l'opération on tâchera de faire disparaître la cause de l'hydronéphrose et on n'aura recours à l'extirpation que si le rein très volumineux avec parenchyme atrophié et uretère oblitéré, siège dans le bassin, et si les méthodes conservatrices n'aboutissent pas.

L'extirpation d'un rein (néphrectomie) n'est permise dans l'hydronéphrose comme dans toute autre affection rénale, que lorsqu'on est sûr de la présence et du fonctionnement de l'autre rein. Pour faire cet examen il est nécessaire de pratiquer le cathétérisme des uretères ou la séparation des urines, afin de pouvoir comparer l'urine qui s'est éliminée des deux reins pendant le même laps de temps. Si c'est seulement un uretère (qui n'appartient pas au rein atteint d'hydronéphrose) qui donne de l'urine, il faut quand même examiner sa concentration moléculaire et sa teneur en azote. L'épreuve de la phloridzine est également d'une grande importance (quantité de l'élimination de sucre après injection sous-cutanée de 5 milligrammes de phloridzine). Moins un rein est capable de fonctionner moins d'azote il élimine et moins grande est la quantité de sucre éliminé.

Des raisons extérieures (position du malade) ne permettant pas ou ne permettant qu'incomplètement d'employer des méthodes conservatrices nous poussent souvent à recourir à une opération radicale précoce.

Contre-indications. — Contre l'intervention parlent l'hydronéphrose des deux reins, l'existence simultanée d'une maladie grave inopérable (par exemple, le carcinome de l'utérus inopérable avec participation des deux uretères), la constatation d'un fonctionnement défectueux du second rein (il n'est toutefois nullement nécessaire qu'il ait son intégrité anatomique), l'absence du second rein et un mauvais état général.

Dans la pyonéphrose bilatérale (primitive) l'intervention chirurgicale grave sera d'ordinaire contre-indiquée.

Suites de l'abstention opératoire. — On constate souvent des troubles insupportables, une sensation de tension et de douleur, des hématuries fréquentes. Lorsque la tuméfaction est volumineuse, il y a danger de rupture; dans les reins flottants atteints d'hydronéphrose, la torsion du pédicule peut survenir. Toujours il existe aussi le danger d'une infection et d'une suppuration secondaires du sac.

La pyonéphrose peut entraîner la mort par septicémie ou par propagation de la suppuration aux parties voisines.

Dangers de l'opération. — Sur 40 malades opérés par *Israël* atteints d'hydronéphrose aseptique et infiltrée, 5 sont morts, dont 3 à la suite de néphrectomie primitive. La mortalité opératoire de la pyonéphrose est encore plus élevée. Dans les cas d'Israël elle était d'environ un tiers (31,5 0/0). D'après cet auteur, cette grande mortalité serait due à ce que l'affection est souvent bilatérale, à ce que le rein primitivement infecté offre peu de résistance à l'infection, à ce que l'hypertrophie compensatrice de l'autre rein fait défaut et enfin à ce fait que les pyonéphroses s'opèrent à un âge relativement avancé (la moitié des malades étaient âgés de cinquante à soixante-dix ans).

Succès de l'opération. — Sur les 40 malades d'Israël 32 ont complètement guéri, 3 incomplètement. Dans 19 cas de pyonéphrose (primitive vraie) cet auteur a obtenu dans 57,8 0/0 des cas la guérison complète par l'extirpation primitive ou secondaire du rein ; en employant des méthodes conservatrices il n'a constaté de guérisons que dans 5,2 0/0 des cas. Dans beaucoup de cas traités par des méthodes conservatrices, notamment par l'incision de la pyonéphrose, il se développe une fistule urinaire qui nécessite souvent l'extirpation ultérieure du rein.

BIBLIOGRAPHIE

SENATOR, *Die Nierenkrankheiten*, 2. Aufl. Wien, 1903 (Nothnagel's *Handb. d. spez. Pathol. u. Therapie*).

ISRAEL, *Chirurgische Klinik der Nierenkrankheiten*, Berlin, 1901.

WAGNER, *Behandlung der Nierenkrankheiten* (*Handb. d. spez. Therapie*, herausgeg. von Penzoldt-Stintzing, 3. Aufl.).

NAVARRO, *Contribution à l'étude de l'hydronéphrose.* Thèse de Paris. — Société de chirurgie de Paris, 1901. Bazy, Albarran.

GOSSET, *Traitement des rétentions rénales* (*Revue de chirurgie*, 1900).

BOUCHER, *Intermittent hydronephrosis* (*New-York med. Journ.*, vol. LXXVI, n° 8).

ADRIAN (C.), *Diagnostische Bedeutung des Ureterenkatheterismus* (*Centralbl. f. d. Grenzgeb. d. Med. u. Chir.*, 1902).

10. — LA TUBERCULOSE RÉNALE

Étiologie. — La tuberculose du rein peut se produire par voie hématogène ou avoir son point de départ dans les voies urinaires inférieures. Parfois la partie du corps qui a été atteinte primitivement de tuberculose ne peut même pas être reconnue à l'autopsie; on dit alors qu'il s'agit d'une tuberculose primitive du rein. La tuberculose aiguë du rein est fréquente chez l'enfant; la forme ascendante de la tuberculose chronique s'observe surtout chez l'homme de trente à quarante ans; la tuberculose rénale primitive se rencontre plutôt chez la femme. Souvent la tuberculose des reins est précédée de tuberculose des organes sexuels chez l'homme.

Remarques anatomo-pathologiques. — La tuberculose rénale apparaît sous deux formes principales : 1° aiguë disséminée ; 2° chronique. La tuberculose chronique est d'ordinaire unilatérale au début ; elle atteint de préférence le rein gauche et occupe habituellement le pôle rénal inférieur [1].

Dans cette forme il se développe des foyers caséeux qui se ramollissent ; leur volume va jusqu'à la grosseur d'une noix. Il n'est pas rare que la majeure partie du parenchyme rénal soit détruite. On peut alors constater une augmentation notable du volume du rein. Les bassinets et les uretères sont dans beaucoup de cas également atteints par le processus tuberculeux. La maladie progressant, la vessie participe aux altérations tuberculeuses au niveau de l'embouchure de l'uretère (dans 40 0/0 des cas, *Israël* a noté la tuberculose secondaire de la vessie). Le processus tuberculeux se propage aussi à la capsule du rein et quelquefois aux organes voisins.

Le fait suivant est d'une grande importance pratique : à savoir que la tuberculose rénale unilatérale et primitive existe dans certains cas sans qu'on puisse découvrir d'autres altérations tuberculeuses ailleurs.

Dans d'autres cas on trouve à l'autopsie que la tuberculose de la vessie constitue une localisation plus ancienne et plus avancée que celle de l'uretère et du rein et que cette dernière est due à une propagation ascendante.

1. *Israël* distingue trois types : 1° la forme la plus fréquente est la lésion caverneuse caséeuse (*phthisis caseosa*) : elle aboutit par infection mixte à la pyonéphrose tuberculeuse : 2° l'ulcération tuberculeuse des pointes des papilles : 3° la forme tubéreuse ou nodulaire disséminée chronique.

Remarques cliniques. — Souvent la tuberculose rénale reste longtemps latente. Les phénomènes morbides qu'elle détermine sont de nature générale et locale. Les symptômes généraux précèdent parfois les signes locaux et se manifestent par des troubles de l'appétit et de la digestion, par l'anémie et l'amaigrissement progressifs et par la fièvre hectique (surtout si la vessie participe à l'affection) avec sueurs profuses. D'ordinaire, il existe à ce moment déjà d'autres symptômes, tels que les troubles de la miction et des modifications dans la composition de l'urine. Les troubles urinaires consistent dans l'augmentation du nombre des mictions, parfois dans le ténesme ou dans des sensations désagréables survenant après la miction. L'urine contient souvent des globules de sang et de pus, des masses muco-purulentes, floconneuses et granuleuses ; la réaction de l'urine reste acide. L'hématurie constitue fréquemment le premier symptôme, ainsi que j'ai pu m'en rendre compte dans plusieurs de mes cas. L'hématurie survient indépendamment des exercices corporels. Dans les grumeaux et le sédiment mucopurulent on découvre des bacilles de la tuberculose. Cette constatation rencontre parfois des difficultés notables ; elle ne peut être faite que dans un tiers des cas. Rarement on trouve dans l'urine des cylindres et de l'albumine, cette dernière seulement en petite quantité ; l'albuminurie peut précéder les phénomènes sans être accompagnée de cylindrurie. Les douleurs qui sont constantes ou qui surviennent par accès restent limitées à la région rénale ou bien s'irradient vers la vessie et la cuisse ; dans quelques cas, elles présentent le caractère de coliques. Des douleurs plus intenses pendant la miction n'apparaissent que lorsque la tuberculose s'est propagée à la vessie et à l'uretère (*Israël*). Le rein intéressé paraît habituellement plus gros à la palpation (19 fois dans les 24 cas observés par Israël), notamment si le voisinage est également affecté ou si une hydronéphrose accompagne la lésion rénale. Lorsque la périnéphrite purulente aiguë manque, la douleur à la palpation est minime.

La durée de l'affection, à partir des premiers symptômes jusqu'à la mort, va rarement au-delà de cinq ans. A n'importe quelle période, la maladie peut se propager du rein à la vessie.

Diagnostic et diagnostic différentiel. — La tuberculose du rein peut être reconnue d'une manière absolue par la constatation de bacilles de la tuberculose (ne pas confondre avec les bacilles du smegma!) et même, sans cette constatation, on peut la diagnostiquer avec une grande vraisemblance.

Si on a affaire à une affection unilatérale et si l'examen cystoscopique révèle l'existence d'une tuberculose limitée à la papille de l'uretère ou à son voisinage, on a tout lieu d'admettre un processus descendant. Toute affection rénale suppurative doit également faire penser à la tuberculose rénale, car, d'après *Israël*, un tiers de tous les processus suppuratifs du rein sont d'origine tuberculeuse.

Toute cystite rebelle ayant une étiologie inconnue doit faire soupçonner la tuberculose rénale. S'il existe en même temps des élévations vespérales de la température, des sueurs nocturnes, d'autres altérations tuberculeuses, notamment du côté des organes génitaux, de la pâleur, de l'amaigrissement, des douleurs rénales, des hématuries et des coliques passagères, le diagnostic paraîtra certain, bien qu'on ne trouve pas de bacilles. Si, après l'épreuve de la tuberculine (1/2 à 1 milligramme de l'ancienne tuberculine), on voit apparaître une sensibilité douloureuse du rein, de l'hématurie et des bacilles tuberculeux dans l'urine, le diagnostic est indubitable.

L'état du second rein. — Avant de se décider à une intervention opératoire, il est très important d'être renseigné exactement sur l'état de l'autre rein. Ce dernier peut rester tout à fait normal, quant à son volume, à sa sécrétion, etc. ; mais il peut aussi être altéré. Cette altération du second rein peut être due à la tuberculose, à la dégénérescence amyloïde ou à toute autre affection (peut-être néphrolithiase) développée par hasard dans ce rein ; il peut aussi s'agir d'une néphrite toxi-infectieuse relativement bénigne qui guérira rapidement après l'ablation de l'autre rein tuberculeux. Si dans l'urine recueillie à l'aide du cathétérisme de l'uretère on découvre plus que des traces d'albumine, on peut en conclure que le rein est malade. Une forte albuminurie parle en général, lorque le cœur est bon, en faveur d'une affection grave du rein ; mais une faible albuminurie n'exclut pas la possibilité d'une maladie grave du rein. La présence de bacilles de tuberculose dans l'urine du second rein indiquera qu'il est, lui aussi, atteint de tuberculose ; d'autres éléments pathologiques (leucocytes, cylindres) ne permettront aucun diagnostic certain, de telle sorte qu'on ne peut pas différencier avec certitude la tuberculose initiale ou la dégénérescence amyloïde du second rein d'une affection toxi-infectieuse. La cryoscopie et l'épreuve à la phloridzine ne donnent pas non plus de résultats univoques. Cette insuffisance diagnostique doit être prise en considération lorsqu'on voudra dégager les indications à intervenir chirurgicalement.

Au point de vue du diagnostic différentiel, il faut notamment penser à la néphrolithiase infectée.

Les antécédents (l'élimination antérieure de sable et de calculs), des coliques fréquentes, l'absence d'altérations tuberculeuses dans d'autres organes et de bacilles de tuberculose dans l'urine, enfin l'examen radiographique permettront souvent de reconnaître la néphrolithiase. Les néoplasmes du rein ne déterminent pas une pyurie pure ; d'un autre côté, on trouvera parfois dans l'urine des cellules provenant du néoplasme. Lorsque les anomalies de l'urine et de la miction sont très prononcées, il est quelquefois difficile de différencier les diverses pyélites. Mais, s'il existe une fièvre constante, si le rein n'est pas très sensible à la pression et si l'urine n'est que légèrement trouble, les probabilités sont en faveur de la tuberculose. Quelques auteurs ont recommandé l'emploi des injections de tuberculine (1/2 à 1 milligramme de l'ancienne tuberculine dans un but diagnostique). Si après l'injection surviennent des douleurs dans la région rénale, si l'urine sort sanguinolente ou plus purulente qu'auparavant, s'il se déclare une poussée fébrile bien manifeste, tous ces phénomènes parleront en faveur du diagnostic de tuberculose rénale.

Chez une de mes malades tuberculeuse qui fut prise subitement de néphrite hémorragique au cours de sa tuberculose de la vessie, on pouvait fortement soupçonner l'existence d'une tuberculose rénale. Des cylindres nombreux parlaient cependant contre l'idée de tuberculose chronique et en effet à l'autopsie on ne trouva pas cette dernière.

Indications des interventions opératoires. — Les interventions consistent, dans la plupart des cas, en l'ablation totale ou partielle du rein (néphrectomie). Rarement on enlève par une néphrotomie le pus retenu et les produits de ramollissement.

Les indications de ces opérations varient quelque peu avec les différents stades de l'affection. Si on est assez heureux de pouvoir diagnostiquer une tuberculose rénale unilatérale dès le début, si les symptômes généraux et locaux graves manquent, on peut, dans certaines conditions extérieures favorables, instituer un traitement expectatif jusqu'à ce que des symptômes alarmants forcent la main du chirurgien (*Israël*).

Ce n'est donc pas la tuberculose du rein comme telle qui constitue l'indication d'extirper l'organe malade, mais ce sont seulement les complications qu'elle occasionne (*Israël*), coliques, fièvre, hémorragies, pyurie, processus de rétention, troubles vésicaux avec leurs irradiations, douleurs, amaigrissement, anémie, etc. Si on constate à la cystoscopie que l'affection a envahi la papille de l'uretère ou son voisinage immédiat, on possède ainsi une indication nette pour l'opération.

Lorsqu'on peut reconnaître une tuberculose rénale primitive déjà avancée à ses phénomènes généraux graves (fièvre, amaigrissement, anémie, faiblesse, sueurs nocturnes) et aux symptômes locaux, et que le processus pathologique n'existe selon toute apparence que d'un côté, la néphrectomie est strictement indiquée.

Il faut même opérer une tuberculose rénale unilatérale primitive, alors que la muqueuse de la vessie est gravement atteinte.

Si l'on constate des abcès tuberculeux périnéphrétiques dont l'origine est attribuable aux reins, il est indiqué de les ouvrir et de pratiquer la néphrotomie.

Si on peut admettre l'existence d'une tuberculose ascendante, l'opération, d'après *Israël*, n'est indiquée que lorsque l'affection rénale provoque des troubles notables ou lorsque la santé du malade a été minée par la rétention du pus, par la fièvre, l'anémie et des troubles graves de nutrition.

Contre-indications. — En outre des affections graves d'autres organes et notamment des processus tuberculeux du poumon, des os et des ganglions, l'intervention opératoire est contre-indiquée lorsqu'on a constaté que l'autre rein est sérieusement atteint. Nous avons dit plus haut qu'il n'existe pas de symptômes sûrs permettant de reconnaître si l'affection de l'autre rein est légère (toxi-infectieuse) ou grave, et cela dans les cas où on ne trouve dans l'urine que peu d'albumine et pas de bacilles de Koch. Mais, lorsque le rein sécrète de l'urine très riche en albumine et qu'elle contient beaucoup d'éléments rénaux ou qu'il y a même de la pyurie, lorsqu'on constate dans l'urine de l'autre rein également des bacilles de tuberculose, on peut voir dans tous ces symptômes une contre-indication. Si cependant il n'existe qu'une albuminurie minime dans le second rein avec très peu d'éléments morphologiques, on opérera quand même lorsque l'affection du premier rein est grave, pour ne pas priver le malade de cette dernière planche de salut.

Les méthodes préconisées jusqu'à présent pour établir l'intégrité de la fonction rénale (cryoscopie, phloridzine) ne fournissent pas de résultats suffisamment probants pour qu'il soit indispensable de les utiliser lorsqu'il s'agit de trancher un diagnostic (*Israël*).

La tuberculose de la vessie quelque peu étendue ne constitue pas non plus, comme nous l'avons dit plus haut, une contre-indication, car souvent les malades ont retiré de l'opération un bénéfice considérable.

Lorsque dans une tuberculose de la vessie primitive on trouve un rein gravement atteint, l'autre n'étant pas indemne non plus, on s'abstiendra habituellement d'intervenir, alors même que l'albuminurie du second rein n'est que légère, car l'expérience a montré que la tuberculose de la vessie est habituellement suivie d'une tuberculose des deux reins.

Dangers et succès des interventions opératoires dans la tuberculose rénale. — Sur 22 cas opérés par Israël pour tuberculose rénale primitive (dont 8 présentaient une tuberculose secondaire de la vessie) 16 malades ont complètement guéri, 4 ont succombé immédiatement ou quelque temps après l'opération. Sur 8 cas de tuberculose rénale secondaire ou de tuberculose du rein et de la vessie à la fois, sans qu'on ait pu reconnaître la direction de la voie de propagation, 3 ont guéri et 4 sont morts. *Israël* a trouvé que la mortalité générale de l'extirpation du rein dans la tuberculose de cet organe était de 28,5 0/0. Le danger de l'opération est donc notable.

Si l'intervention opératoire a réussi, la guérison complète peut s'en suivre avec augmentation rapide du poids du corps et amélioration visible de l'état général. On connaît des cas dans lesquels la guérison se maintenait encore huit ans après l'opération. La néphrite toxi-infectieuse de l'autre rein peut également guérir après l'extirpation du premier rein tuberculeux. Même la tuberculose de la vessie, si elle est encore à son début, peut guérir après l'ablation du rein malade.

Suites de l'abstention opératoire. — La tuberculose rénale ne guérit spontanément que par exception et si les foyers tuberculeux sont petits. Lorsque la tuberculose rénale a déjà produit des phénomènes morbides, elle progresse, si l'organe malade n'est pas extirpé, lentement mais inexorablement et amène le marasme et la mort.

BIBLIOGRAPHIE

SENATOR, *Die Nierenkrankheiten*, 2. Aufl. (Nothnagel's *Handb. d. spez. Pathol. u. Therap.*, Wien, 1903).

ISRAEL, *Chirurgische Klinik der Nierenkrankheiten*. Berlin, 1901.

SCHNÜRER, *Die primäre Nierentuberkulose. Kritisches Sammelreferat* (*Centralbl. f. d. Grenzgeb. d. Med. u. Chir.*, 1899).

KÜSTER, *Die chirurgischen Krankheiten d. Niere* (*Deutsche Chir.*, Bd. LII, Stuttgart).

WAGNER, *Die Behandlung der Nierenkrankheiten* (*Handb. d. spez. Therap.* von Penzoldt-Stintzing, Bd. VII).
LEYDEN, *Die Diagnose der Nierentuberkulose* (*Berl. klin. Wochenschr.*, 1896, n° 17).
KAPSAMMER, *Fünf geheilte Fälle von Nieren- und Blasentuberkulose* (*Wiener klin. Wochenschr.*, 1904, n° 16).
Société de chirurgie de Paris, 1899, 1900, 1901; — Communications d'Albarran, Bazy, Delbet, Kirmisson, Tuffier, Routier.
BEZAGUET, *Tuberculose rénale.* Thèse de Paris, 1898.

11. — LA PYÉLITE ET LA NÉPHRITE SUPPURATIVE

Étiologie. — Les affections suppuratives du rein sont plus fréquentes chez l'adulte que chez l'enfant, plus fréquentes chez l'homme que chez la femme. La pyélite est souvent due à la présence de corps étrangers, notamment à des calculs; plus rarement elle est provoquée par des tumeurs ou des parasites à la suite d'un processus inflammatoire ascendant partant d'une cystite. De plus, elle s'observe dans les infections et les intoxications par suite de l'emploi de diurétiques irritants. La stase veineuse, les traumatismes, les inflammations de voisinage (siégeant soit dans le parenchyme rénal, soit à proximité) sont des facteurs étiologiques. On rencontre également des phénomènes suppuratifs du rein dans les embolies métastatiques consécutives à une suppuration d'un point quelconque du corps et comme manifestation d'une pyémie. Des maladies infectieuses aiguës (variole, scarlatine, dothiénetérie infection puerpérale) peuvent aussi être suivies d'une suppuration rénale.

Remarques anatomo-pathologiques. — La suppuration du rein peut se produire par voie ascendante, par voie hématogène, par propagation d'une inflammation purulente du voisinage ou enfin à la suite d'un traumatisme pénétrant. Souvent le point d'origine de l'affection hématogène doit être recherché dans les voies urinaires inférieures, mais, parfois il a un siège éloigné. La maladie est d'ordinaire unilatérale, et cela non seulement dans la néphrolithiase, mais aussi dans le cas de propagation ascendante jusqu'au bassinet.

On connait des inflammations catarrhales aiguës, catarrhales chroniques, fibrino-purulentes et gangréneuses du bassinet et avec ulcérations souvent très profondes. Si l'écoulement de l'urine dans la pyélite est gêné, des pyonéphroses se développent. Souvent l'inflammation s'étend au bassinet et au parenchyme rénal et provoque la formation d'abcès parfois en grand nombre.

La pyélonéphrite suppurative peut occasionner des abcès paranéphritiques.

Dans les abcès du rein hématogènes la participation secondaire du bassinet, si tant est qu'elle existe, est peu prononcée. Les abcès ayant cette origine sont également multiples; par la confluence de petits abcès il s'en forme de gros qui tendent à se faire jour dans l'enveloppe graisseuse du rein. Souvent ces abcès sont complètement séparés du bassinet ou des autres voies urinaires.

Remarques cliniques. — Lorsqu'elle s'écoule librement, l'urine, dans la pyélite, est trouble, souvent purulente, parfois sanguinolente; si le parenchyme rénal ne participe pas à l'affection, l'urine ne contient que peu d'albumine. Dans la pyélonéphrite, au contraire, on trouve dans l'urine de l'albumine et des cylindres. Lorsque l'écoulement de l'urine au niveau du bassinet malade est interrompu, il peut y avoir passagèrement émission d'urine claire, sécrétée par l'autre rein, tandis qu'en même temps le rein malade gonfle, occasionnant des douleurs et devenant sensible à la pression; ce n'est que lorsque l'obstacle (par exemple un bouchon de mucus) disparaît que l'on constate de nouveau de l'urine trouble, tandis qu'en même temps le gonflement rénal diminue.

La quantité de l'urine est souvent diminuée dans la pyélite aiguë et le malade souffre parfois d'un ténesme atroce; il y a des cas dans lesquels il se développe une anurie réflexe, bien que le second rein soit sain. Dans la pyélite chronique la quantité d'urine est souvent augmentée; l'urine a une réaction légèrement acide; dans les lésions destructives la réaction est neutre ou alcaline.

Dans l'abcès rénal hématogène la quantité d'urine est aussi d'ordinaire amoindrie ; l'urine est très riche en albumine et en éléments rénaux. La pyurie survient dans cette forme lorsque l'abcès rénal se fait jour dans le bassinet; souvent la fièvre et les douleurs cessent après cette rupture. Si à côté de la suppuration il y a encore une inflammation parenchymateuse, on découvre des cylindres de différentes variétés dans le sédiment. L'abcès se trouve-t-il encapsulé dans un rein, l'urine peut rester absolument normale.

Les douleurs qui parfois offrent nettement un caractère de coliques sont très fréquentes dans la pyélite aiguë. Dans la pyélite chronique les douleurs n'apparaissent que lorsqu'il y a obstacle à l'écoulement urinaire. Dans la néphrite purulente aiguë existe habituellement, spontanément et à la palpation, une douleur rénale bien manifeste. Dans la suppuration rénale d'origine traumatique la douleur dans la région rénale est très prononcée ; en même temps surviennent de l'hématurie et des frissons. Parfois l'anurie vient compliquer la maladie.

La fièvre est fréquente dans la pyélite aiguë ; dans la forme chronique elle n'existe que lorsqu'il y a des lésions suppuratives graves suivies de la résorption du pus. Dans l'abcès rénal aigu on rencontre fréquemment une fièvre élevée et continue ; dans l'abcès subaigu ou chronique, de la fièvre à type intermittent avec frissons et avec sueurs profuses ; parfois la fièvre fait complètement défaut. D'ordinaire les malades dépérissent rapidement dans l'abcès rénal.

On constate dans la pyélonéphrite une tumeur palpable, seulement lorsqu'une complication vient s'ajouter, qui détermine de la rétention. Dans l'abcès rénal hématogène la tuméfaction est de constatation fréquente. S'il s'agit d'une suppuration rénale venant du voisinage on remarquera souvent un gonflement de la région rénale sans pouvoir la rapporter au rein.

Dans les inflammations ascendantes la quantité de l'urine émise diminue, et la teneur en pus de l'urine ordinairement augmente. Souvent le second rein est atteint alors de néphrite parenchymateuse (d'ordre toxique) ou purulente ou encore de dégénérescence amyloïde.

Diagnostic et diagnostic différentiel. — On peut admettre l'existence d'une pyélite lorsque, bien que l'urine soit trouble (purulente), il n'existe aucune anomalie de la miction ; lorsque dans l'urine, qui ne contient que des traces d'albumine, il n'y a pas de cylindres ; et lorsqu'on trouve une tumeur nettement sensible à la pression dans la région lombaire, tumeur appartenant au rein ; et, enfin, lorsque, après un lavage soigneux de la vessie, on réussit par la pression de la tumeur à extraire par la sonde de l'urine purulente (tour de main de Bergmann). Le diagnostic devient plus certain lorsque par la division des urines et surtout par la cystoscopie on peut voir sourdre de l'urine purulente de l'uretère dans une vessie saine ou malade. Si d'après les phénomènes cliniques on peut admettre une pyélite et si, en outre, il existe de nombreux cylindres et une albuminurie marquée, il y a lieu de penser à une pyélonéphrite.

On pensera à un abcès rénal hématogène avec irruption consécutive dans le bassinet lorsque l'on connaîtra la source de l'infection ou qu'on pourra incriminer un traumatisme antérieur, lorsque le début aura été brusque avec frissons, fièvre élevée, gonflement et sensibilité *in situ* et apparition brusque de pus, de sang et d'éléments rénaux dans l'urine.

La tuméfaction du rein constitue le symptôme le plus important.

Au point de vue du diagnostic différentiel il faut citer notamment les tumeurs du rein, du foie, de la rate, des ovaires et de l'intestin. L'examen bimanuel répété, le cas échéant pratiqué à la faveur de l'anesthésie générale, est d'une importance capitale. Par l'insufflation de l'intestin on trouve la tumeur rénale derrière le gros intestin et au dessous et derrière l'estomac distendu. Par le toucher vaginal, on distinguera les tumeurs de l'ovaire du rein tuméfié (aucun rapport avec les ovaires!). Si on a affaire à un gonflement de la rate ou du foie, l'insufflation de l'intestin le rendra plus manifeste. Si la tumeur devient plus petite pendant que simultanément du pus se mêle à l'urine, on pensera à une suppuration rénale. En présence d'une fistule on n'a qu'à y injecter du bleu de méthylène pour découvrir, au cas de fistule rénale, quelques minutes après, dans la vessie de l'urine colorée (examen cystoscopique). La ponction exploratrice de la tumeur permettra de poser le diagnostic de suppuration rénale lorsqu'on aspirera un liquide purulent ayant l'odeur de l'urine.

Indications des interventions opératoires. — Le diagnostic de suppuration rénale une fois posé, il faut intervenir, que cette suppuration soit due à un processus ascendant, à un traumatisme rénal direct, à une inflammation purulente propagée du voisinage ou à une infection hématogène. S'il y a des phénomènes alarmants, fièvre élevée, frissons et sueurs, il ne faut pas tarder à opérer : on y sera autorisé, bien que l'inflammation prédominant au niveau d'un rein ne soit pas exclusivement localisée. Dans tous les cas, avant l'opération, il importe de savoir s'il y a deux uretères débouchant dans la vessie et quel est l'uretère perméable, quel est le degré de l'intégrité fonctionnelle de l'autre rein ; de ces examens préalables dépendra la décision : à savoir si l'ablation du rein malade peut être pratiquée.

Contre-indications. — Les processus suppuratifs hématogènes du rein compliqués de suppurations multiples dans les organes internes parlent contre l'intervention, notamment si le véritable point d'origine de l'affection est inaccessible à un traitement causal (endocardite ulcéreuse), tandis que la suppuration simplement bilatérale ne contre-indique pas l'opération. D'autres affections graves qui compliquent les suppurations rénales plaident contre l'opération. La constatation clinique, notamment si elle est faite à l'aide de la cystoscopie, d'une suppuration rénale bilatérale grave consécutive à une affection de la vessie, nous fera généralement reculer devant une intervention sanglante. Si la cysto-pyélo-néphrite survient au cours d'une maladie des centres nerveux (par exemple tabès), on s'abstiendra également d'intervenir, étant donné le peu de chance que fournit ici un traitement énergique.

Succès de l'opération. — Souvent on a guéri la suppuration rénale par la néphrotomie. Dans plusieurs cas on a même obtenu une guérison complète de petits abcès multiples en fendant le rein ou en extirpant les parties malades (résection partielle du rein d'après *Rovsing*). Mais même dans les processus ascendants avec suppuration rénale consécutive les opérations ont donné quelques améliorations remarquables, voire même des guérisons.

Dangers des opérations. — Si on enlève complètement un rein et que le second n'ait conservé son intégrité fonctionnelle que partiellement ou pas du tout, l'opération sera suivie immédiatement d'urémie mortelle. Le malade étant affaibli par la longue durée de la maladie et surtout par la fièvre continue, l'anesthésie générale peut provoquer des états alarmants de faiblesse cardiaque.

Suites de l'abstention opératoire, marche de la maladie. — Si la suppuration du rein constitue la seule localisation purulente de l'organisme et si on néglige d'intervenir, il peut survenir une septicémie généralisée qui emportera le malade. La suppuration rénale chronique peut être la cause d'une dégénérescence amyloïde.

Dans certains cas le pus se vide par le bassin et

La rupture d'un abcès peut se manifester par de la pyurie survenant brusquement ; en même temps disparaissent fièvre, douleurs et phénomènes généraux.

Dans deux cas que j'ai eu l'occasion d'observer récemment, les choses se sont passées ainsi : chez ces 2 malades on avait l'intention d'intervenir ; on attendait seulement que le diagnostic fût assez bien établi pour pouvoir tenter l'opération. Après l'apparition de la pyurie, la fièvre, la sensibilité douloureuse locale et la leucocytose disparurent. Il survenait encore chez ces 2 malades des récidives de courte durée, se terminant de nouveau par une pyurie et une chute brusque de la température. Dans ces 2 cas on ne put pas découvrir le point d'origine de la suppuration ; la guérison spontanée s'est maintenue.

Il est vrai qu'une semblable issue heureuse ne se présente pas souvent ; d'ordinaire, la suppuration se propage au rein tout entier, puis au voisinage et peut se faire jour à l'extérieur. La fistule ainsi établie continue à sécréter et n'a aucune tendance à se fermer. Parfois, on constate comme états consécutifs de la dégénérescence amyloïde ou d'autres affections secondaires. Dans quelques cas le pus se vide dans l'intestin ou dans d'autres organes.

BIBLIOGRAPHIE

SENATOR, *Die Krankheiten der Niere*, 2. Aufl. (Nothnagel's *Handb. d. spez. Pathol. u. Therapie*, Wien, 1903).

SCHEDE, *Krankheiten der Niere* (*Handb. d. prakt. Chirurg.* herausgeg. von Bergmann, Mikulicz u. Bruns, 2. Aufl., Stuttgart, 1903).

ISRAEL, *Chirurgiche Klinik der Nierenkrankheiten*, Berlin, 1901.

ROVSING, *Operation chronicher Nephritiden* (*Mitteil. a. d. Grenzgeb. d. Med. u. Chir.*, Bd. X).

JAFFÉ, *Zur Chirurgie des metastatischen Nierenabscesses.* (*Mitt. a. d. Grenzgeb. d. Med. u. Chir.*, Bd. IX).

WILMS, *Spaltung der Niere bei akuter Pyelonephritis mit miliaren Abscessen* (*Münchener med. Wochenschr.*, 1902, n° 12).

LENNANDER, *Spaltung der Niere bei akuter Pyelonephritis mit miliaren Abscessen* (*Nord. med. Archiv.*, 1901).

ALBARRAN, *Maladies chirurgicales du rein* (*Traité de chirurgie*, Paris, 1898).

GUYON, *Les maladies des voies urinaires*, 2e partie, traduction de O. Krauss et O. Zuckerkandl, Vienne, 1899.

KÜSTER, *Die chirurgischen Krankheiten der Nieren* (*Deutsche Chirurgie*, Stuttgart 1897).

HERSZKY. *Nierenabscess und Perinephritis. Kritisches Sammelreferat* (*Centralbl. f. d. Grenzgeb. d. Med. u. Chir.*, 1903).

12. — PARA- ET PÉRINÉPHRITE (ÉPINÉPHRITE — ISRAEL)

Étiologie. — Les influences traumatiques jouent un rôle secondaire. Souvent la périnéphrite se développe par propagation d'une inflammation qui part des organes voisins, surtout après un abcès rénal, une pyélite, une pyéolonéphrite, après des suppurations dans le bassin, après des affections des vertèbres (abcès par congestion), après des inflammations purulentes du foie et de la rate. Tous les processus pyémiques peuvent déterminer une paranéphrite métastatique.

Remarques anatomo-pathologiques. — La paranéphrite est d'ordinaire unilatérale.

D'après Israël on distingue trois formes différentes : 1° la forme scléreuse ; 2° la forme lipomateuse ; 3° l'épinéphrite phlegmoneuse.

La forme scléreuse produit la transformation de la capsule graisseuse en une couenne fibreuse épaisse.

Dans la forme lipomateuse on observe parfois des proliférations graisseuses considérables qui entourent tout le rein.

La paranéphrite phlegmoneuse naît d'emblée dans la capsule graisseuse du rein elle-même, ou bien elle doit son origine à la propagation directe d'une inflammation purulente ou phlegmoneuse voisine de la capsule graisseuse ; en troisième lieu, elle peut résulter d'une affection métastatique.

Une grande partie des cas qui semblaient s'être développés dans la capsule graisseuse sont dus à de petits abcès rénaux (sur 43 cas opérés par *Israël* 34 avaient ce point d'origine).

L'inflammation phlegmoneuse peut siéger soit au-dessous de la capsule, soit dans la capsule graisseuse ou bien dans le tissu graisseux rétro-péritonéal. La suppuration derrière le rein est la plus fréquente. Elle s'étend avec prédilection en haut, se propage à travers les lacunes du diaphragme dans le tissu sous-pleural et peut faire irruption dans les bronches. Dans d'autres cas, la suppuration descend dans l'aine ou devient superficielle dans la région lombaire ou enfin elle se vide dans l'intestin.

Remarques cliniques. — Au début de l'affection souvent on ne constate que des phénomènes généraux, fièvre, abattement, sueurs, frissons. Le malade se sent gravement atteint. Simultanément on découvre des symptômes locaux. Il y a souvent des douleurs (mais pas toujours dès le début), elles sont localisées dans la région lombaire et s'accentuent pendant la respiration profonde et à l'occasion des mouvements vifs. La pression dans la région rénale est d'ordinaire très sensible. Par contre, d'après mon expérience, on trouve assez souvent une hypoesthésie dans le domaine du nerf ilio-hypogastrique ; dans d'autres cas on rencontre de l'hyperesthésie cutanée. Il y a souvent du météorisme ; la respiration est habituellement superficielle.

Parfois on constate au début des vomissements, du ténesme et on trouve dans l'urine des éléments morphologiques du rein qui doivent leur origine à la néphrite cause de la paranéphrite.

Il y a des cas dans lesquels survient, dès les premiers stades, une contracture des fléchisseurs de la hanche. Mais seuls les mouvements d'extension et non les autres mouvements de la cuisse sont gênés. A ce moment il peut y avoir des douleurs sciatiques et la colonne lombaire est maintenue rigide ; par une ponction exploratrice on découvre parfois du pus.

L'affection durant déjà depuis quelque temps, ce n'est parfois seulement qu'au bout de plusieurs semaines qu'on observe un gonflement de la région lombaire et, comme symptôme local très important, un œdème inflammatoire de la peau au niveau de la région lombaire. A cette époque déjà on réussit à palper dans la région rénale une tumeur qui reste immobile pendant la respiration et qui va en augmentant. La tuméfaction ne possède pas la forme sphérique ou ovoïde qu'on rencontre dans le gros rein; elle se confond avec le voisinage. Parfois on découvre de la fluctuation. En progressant, la collection purulente fait bomber la peau, l'amincit et finalement elle perce au dehors ; dans d'autres cas l'abcès se fait jour dans d'autres organes (intestin, vessie, etc.). Quelquefois, dès le début, l'inflammation tend à se diriger vers le diaphragme et forme un abcès sous-phrénique qui fait irruption de préférence dans la cavité pleurale ou dans le poumon. On découvre alors déjà dès le début une pleurésie sèche. L'examen radiographique révélera que la moitié du diaphragme est refoulée en haut et que son excursion est amoindrie.

Dans un de mes cas concernant un jeune homme il s'était développé en même temps qu'une forte fièvre et des frissons une pleurésie sèche à la base du poumon droit. Malgré l'absence d'épanchement et bien qu'on n'eût pu découvrir une affection pulmonaire, la forte fièvre persista. Les douleurs sourdes dans la région lombaire firent penser dès le début à une périnéphrite; en effet, il se formait bientôt dans la région lombaire une résistance diffuse et un œdème inflammatoire au-dessus d'elle. Par l'incision (faite par *M. Schnitzler*) on ouvrit un foyer volumineux, situé derrière le rein, qui s'étendait en haut jusqu'au diaphragme. Guérison. Bientôt après l'opération la pleurésie rétrocédait.

Diagnostic et diagnostic différentiel. — Lorsque tous les symptômes, tels que douleurs, fièvre, tuméfaction sont présents, le diagnostic est certain. Le symptôme le plus important et le plus décisif est fourni par l'existence de la tumeur, notamment si une raideur se montre le long du muscle psoas-iliaque, localisation qui n'appartient pas aux tumeurs rénales. L'empâtement diffus de la voussure lombaire sans grosse tumeur palpable est propre à la paranéphrite, mais non aux tumeurs rénales. On rencontre assez fréquemment dans les paranéphrites une forte sensibilité à la pression dans la région lombaire; dans les gonflements inflammatoires du rein, au contraire, une forte douleur ne peut être déterminée que par la pression à travers l'abdomen.

Si l'urine est normale, on ne pensera guère à une autre affection rénale. La marche fébrile et l'unilatéralité de l'affection parleront contre un lumbago.

La mise en évidence d'un foyer purulent situé plus haut (côtes, colonne vertébrale) sera en faveur de l'idée d'un abcès par congestion.

Parfois une appendicite ou une suppuration partant des organes génitaux prêteront à confusion. La propagation de l'empâtement vers la région lombaire ne s'observe que rarement dans ces deux affections; mais dans la paranéphrite, malgré la sensibilité à la pression du point de Mc. Burney, toute tension réflexe des téguments abdominaux et tout gonflement dans la région cæcale font défaut.

Indications des interventions opératoires. — S'il y a seulement un soupçon grave qu'il s'agisse d'une paranéphrite, l'intervention chirurgicale est indiquée. Puisqu'on doit procéder à l'opération aussitôt que possible, il est nécessaire d'examiner le malade attentivement dès le début de l'affection afin de pouvoir poser un diagnostic précoce. Lorsque avec les symptômes mentionnés plus haut, avec la fièvre, on note encore de la résistance musculaire, de la sensibilité à la pression et une leucocytose, ces signes suffisent amplement pour autoriser l'intervention; on devra même opérer alors que la résistance musculaire n'est pas bien nette, pourvu qu'il y ait œdème inflammatoire de la peau et que la ponction exploratrice ait décélé du pus.

Contre-indications. — Abstraction faite des affections concomitantes des plus graves qui amèneraient dans tous les cas la mort du malade, il n'y a pas de contre-indications bien nettes.

Dangers de l'opération. — Puisque, d'ordinaire, on ne fera qu'une simple incision, le danger opératoire dans la plupart des cas ne sera que minime. Si le rein est complètement détruit, son ablation s'imposera, ce qui augmentera le danger. On aura à craindre la suppuration du rein non lésé lorsque l'ouverture de l'abcès sera suivie d'une intervention touchant le rein lui-même (par exemple, ablation de calculs).

Succès de l'opération. — Le plus souvent le succès est immédiat ; en vidant le pus au dehors, la fièvre cesse, l'état général s'améliore, et une guérison complète s'en suit.

Suites de l'abstention de l'intervention. — Il est déjà dit plus haut que le pus souvent fait irruption dans la cavité thoracique (d'après *Fischer*, les poumons participeraient dans 20 0/0 des cas non opérés) ou se fraie un chemin en bas ou dans un organe creux de l'abdomen. Par suite de cette propagation de la suppuration, surviennent des complications dangereuses pour la vie et des affections d'autres organes. Une guérison peut se produire par cette voie, il est vrai ; mais, étant donné qu'on ne peut pas prévoir quelle allure prendra le processus pathologique, il ne faut pas trop compter sur cette issue heureuse. Mais, alors même que la suppuration ne progresse pas, on a à redouter toutes les complications consécutives à une rétention du pus dans l'organisme (pyémie, septicémie) ; la maladie persistant, il en résulte des troubles pathologiques irrémédiables.

BIBLIOGRAPHIE

ISRAEL, *Chirurgiche Klinik der Nierenkrankheiten*, Berlin, 1901.

SENATOR, *Die Erkrankungen der Nieren*, 2. Aufl., Wien, 1902.

SCHEDE, *Krankheiten der Niere* (*Handb. d. prakt. Chirurg.* herausgeg. von Bergmann, Mikuliez u. Bruns, 2. Aufl., Stuttgart, 1903).

HERSZKY, *Nierenabscess und Perinephritis. Zusammenfassendes Referat.* (*Centralb. f. d. Grenzgeb. d. Med. u. Chirurg.*, 1903, nº 1).

ALBARRAN, *Maladies chirurgicales du rein* (*Traité de chirurgie*, Paris, 1898).

SACHS, *Der subphreniche Abscess im Anschlusse an perinephritische Eiterung* (*Archiv f. klin. Chirurgie*, Bd. L).

MAYDL, *Der subphrenische Abscess*. Wien, Šafář.

PRIOR, *Peri-und Paranephritis* (*Handb. d. Krankh. d. Harn- und Sexualorgane*, herausgeg. von Oberländer u. Zenker).

MALADIES DE LA VESSIE

1. — CYSTITE

Étiologie. — La cystite est toujours due à des micro-organismes. L'infection peut se produire par voie uréthrale (gonorrée, instruments) ou par voie rénale. Dans ce dernier cas le processus descend directement, ou bien l'infection de la vessie est due à l'urine qui contient des microbes quoiqu'elle provienne de reins non altérés. Il faut encore mentionner un autre mode d'infection qui consiste dans l'invasion directe de bactéries dans la muqueuse vésicale par voie embolique ou, par suite de l'invasion par des microbes provenant de foyers purulents voisins. Parmi les causes occasionnelles on doit citer les calculs, les tumeurs et les corps étrangers. L'infection est favorisée par des maladies des centres nerveux de la prostate, par la gravidité et l'accouchement et enfin par des altérations séniles de la vessie.

Remarques anatomo-pathologiques. — On distingue une forme superficielle, parenchymateuse, fibrineuse ou gangréneuse, circonscrite ou diffuse. Dans la forme chronique la muqueuse et la musculature sont hypertrophées, la paroi est plus épaisse que normalement. Dans l'intérieur de la vessie on voit des trabécules en saillie.

Remarques cliniques. — Le ténesme et la miction douloureuse sont des phénomènes caractéristiques. La vessie présente une sensibilité assez grande au toucher (cathétérisme) ; la pression locale est douloureuse. L'examen cystoscopique révèle une rougeur, un gonflement de la muqueuse qui a une tendance à saigner et parfois aussi des ulcérations. L'urine contient du pus, parfois du sang et des sédiments inorganiques ; sa réaction est d'ordinaire acide, mais, notamment lorsqu'il y a rétention d'urine, elle peut être alcaline. Les microorganismes pathogènes qu'on trouve le plus fréquemment dans l'urine sont les suivants : staphylocoques, streptocoques, proteus, bactérium coli, gonocoques, diverses bactéries anaérobies.

Après une infection aiguë l'inflammation peut rester chronique durant des années, toujours limitée à la vessie; il y a parfois des exacerbations aiguës. Dans d'autres cas, l'inflammation s'étend rapidement aux voies urinaires supérieures. Le processus inflammatoire gagne-t-il la profondeur il peut se développer, par suite de la sclérose de la paroi une rétraction de la vessie qui se manifeste par un besoin constant d'uriner. Parfois il se forme des phlegmons paravésicaux consécutifs à des inflammations purulentes de la paroi qui se font jour dans le péritoine ou dans le périnée ou dans le tissu cellulaire périanal.

Diagnostic et diagnostic différentiel. — On observe les mêmes symptômes (miction douloureuse, ténesme et urine purulente) dans la cystite que dans quelques affections rénales (tuberculose du rein, néphrolithiase infectée, etc.). Certains symptômes appartiennent aussi à des affections inflammatoires du voisinage de la vessie. Si les symptômes vésicaux subissent un changement brusque inexpliqué pendant qu'il existe en même temps une pyurie constante il y a lieu de soupçonner une inflammation extra-vésicale. L'examen détaillé des reins, de l'urine, la cystoscopie, la séparation des urines nous renseigneront souvent sur l'origine rénale des phénomènes. La grande sensibilité de la muqueuse qui se révèle par le cathétérisme ou par le toucher vaginal ou rectal parlera en faveur d'une affection de la vessie et contre une affection rénale. L'épreuve des deux verres permettra souvent de distinguer la suppuration du rein de celle de la vessie.

Indications des interventions opératoires. — Si malgré un traitement local des plus soigneux, malgré l'emploi de la sonde à demeure, la présence de toutes petites quantités d'urine détermine des contractions convulsives de la vessie avec des douleurs violentes, si enfin toutes les ressources de la thérapeutique médicale sont épuisées, il faut mettre la vessie au repos en l'ouvrant et en créant une fistule. On ne maintient que temporairement la fistule béante et on la laisse se fermer après la guérison du processus inflammatoire. Les altérations de la muqueuse ne montrent-elles aucune tendance à régresser malgré un traitement local énergique, l'examen détaillé n'explique-t-il pas suffisamment la persistance du processus et trouve-t-on à la cystoscopie des altérations de la muqueuse vésicale, il faut, à l'aide de la cuiller tranchante ou du galvanocautère, traiter les végétations ou les pertes de substance de la muqueuse vésicale. La forme pseudomembraneuse, elle aussi, de la cystite doit être traitée par l'incision de la vessie avec traitement local consécutif lorsque les membranes ne se laissent enlever qu'imparfaitement, lorsqu'il y a des douleurs intenses et des hémorragies.

Contre-indications. — L'ouverture opératoire de la vessie n'est pas indiquée si, au préalable, on n'a pas tenté d'amender les troubles qu'éprouve le malade par l'emploi de la sonde à demeure sans compter les lavages et la médication interne. Si la cystite est due à des affections spinales, toute intervention chirurgicale est en général contre-indiquée, car, alors même que le malade guérirait par exception, une récidive ne tarderait pas à survenir.

Succès des opérations. — Dans beaucoup de

cas, en éliminant la vessie par l'établissement d'une fistule, on atténuera la douleur et le ténesme, et l'urine deviendra plus claire. L'application du cautère et de la cuiller tranchante produira assez souvent la guérison.

BIBLIOGRAPHIE

ZUCKERKANDL, *Die lokalen Erkrankungen der Harnblase*, Wien, 1899 (Nothnagel's *Handb. d. spez. Pathol. u. Therap.*, Bd. XIX/$_2$).

GUYON, *Clinique des Maladies de la vessie*, Traduction de Mendelsohn, 1893.

NITZE u. SONNENBURG, *Verletzungen und Erkrankungen der Harnblase* (*Handb. d. prakt. Chirurgie*, herausgeg. von Bruns, Mikulicz u. Bergmann, 2. Aufl., Bd. III, Stuttgart, 1903).

2. — INCONTINENCE NOCTURNE DES URINES

Division. — Sous le nom d'incontinence nocturne des urines on désigne l'incapacité de retenir l'urine pendant le sommeil. Elle peut se montrer sous les deux formes principales suivantes : 1° incontinence symptomatique de processus pathologiques locaux ou d'affections organiques des centres nerveux encéphaliques ou médullaires; 2° incontinence essentielle, sans lésion inflammatoire de l'appareil génito-urinaire, sans maladie des centres nerveux et sans modifications de l'urine. Cette forme seulement est envisagée comme une véritable névrose (v. Frankl-Hochwart et O. Zuckerkandl) et de cette forme seulement nous aurons à parler ici.

Étiologie. — L'incontinence essentielle de l'urine est parfois d'origine psychique ; on a aussi invoqué comme cause des maladies de la nutrition (scrofule, anémie, diathèse urique).

Souvent des causes locales semblent occasionner l'incontinence. C'est ainsi qu'on incrimine des calculs de la vessie, des rétrécissements de l'urèthre, le phimosis, l'atonie des sphincters. L'hérédité joue un rôle étiologique. La présence de végétations adénoïdes semble également avoir une importance étiologique, mais jusqu'à présent la corrélation de ces deux affections n'est pas bien claire. Les garçons sont atteints plus fréquemment que les filles ; à peu près à l'âge de quatorze ans la maladie cesse.

Symptômes. — L'incontinence d'urine survient pendant le sommeil profond, d'ordinaire après que les enfants ont dormi quelques heures. Habituellement de grandes quantités d'urine sont évacuées; rarement quelques gouttes seulement. Le sommeil n'est pas toujours troublé par cet accident. Chez les enfants atteints d'incontinence d'urine on constate souvent une hypertonie de la musculature des extrémités inférieures qui se manifeste par une contracture des adducteurs. L'incontinence des matières fécales est rare.

Fréquemment il existe simultanément d'autres accidents névropathiques (hystérie, neurasthénie).

Indications des interventions chirurgicales. — Lorsque tous les traitements internes et toutes les méthodes locales sont épuisés et lorsque l'incontinence d'urine est si accusée que par sa fréquence elle tend à susciter des éruptions eczémateuses, une intervention est justifiée, surtout si l'enfant malade est loin de l'âge où l'affection disparaît d'elle-même ; cette intervention consiste dans une injection épidurale de cocaïne ou de chlorure de sodium (1/2 0/0). L'injection est faite dans le canal sacré.

Dangers des injections épidurales. — *Cathelin* a fait plus de mille, *Kappsammer* plus de 300 injections épidurales sans observer d'accidents graves.

Succès des injections. — *Kappsammer*, en parlant des 25 cas dans lesquels le traitement a été mené jusqu'au bout, dit les avoir guéris tous.

Cathelin et *Albarran*, eux aussi, rapportent des guérisons et des améliorations.

Marche de l'affection sans injection. — La marche est chronique et particulièrement tenace. Même après une interruption de plusieurs mois la maladie peut réapparaître.

BIBLIOGRAPHIE

v. Frankl-Hochwart u. Zuckerkandl, *Die nervösen Erkrankungen der Blase* (Nothnagel's *Handb. d. spez. Path. u. Therap.*, Bd. XIX, Wien, 1898).

Landau, *Enuresis nocturna. Kritisches Sammelreferat* (*Centralbl. f. d. Grenzgeb. d. Med. u. Chir.*, 1903, n° 11).

Kappsammer (G.), *Ueber Enuresis und ihre Behandlung mittels epiduraler Injectionen* (*Wiener klin. Wochenschr.*, 1903, n° 29, 30).

Albarran et Cathelin, *Traitement des incontinences d'urine par les injections épidurales* (*Annales des maladies des voies urinaires*, 1901).

Cathelin, *Les injections épidurales*. Paris, 1903.

3. — LA TUBERCULOSE DE LA VESSIE

Étiologie. — La tuberculose vésicale est généralement une maladie secondaire consécutive à une tuberculose du rein ou, chez l'homme, des organes génitaux. Cependant on l'observe cliniquement aussi comme une affection primitive (d'origine hématogène?). La cystite gonococcique prédisposerait le malade à contracter la tuberculose vésicale. La maladie est plus fréquente chez l'homme que chez la femme et se rencontre plutôt chez des malades pauvres que dans la classe aisée.

Remarques anatomo-pathologiques. — On trouve dans la tuberculose vésicale souvent des foyers circonscrits qui, notamment dans la tuberculose descendante des reins, sont placés autour de l'orifice de l'uretère et, dans l'infection partant des organes génitaux de l'homme, au niveau du col de la vessie. Souvent toute la muqueuse est parsemée de nodules, d'une manière diffuse. Par la caséification et la destruction de ces nodules se développent souvent des ulcérations étendues et peu profondes. Les points ulcérés peuvent s'incruster. Si les ulcérations sont très vastes, toute la muqueuse vésicale s'injecte, se tuméfie et présente des hémorragies. Les ulcérations gagnant en profondeur, on voit parfois se développer une paracystite purulente.

Remarques cliniques. — Comme premiers symptômes d'une tuberculose de la vessie il faut signaler un besoin fréquent et impérieux d'uriner et une douleur à la miction, qui même dans les intervalles des mictions est ressentie dans le gland et dans le périnée. Le processus se propageant et créant des ulcérations étendues, on voit survenir des hémorragies spontanées et fréquentes qui d'ailleurs sont rarement profuses. Elles constituent un symptôme précoce. Il y a des cas dans lesquels le malade est pris d'incontinence parfois complète. Fréquemment on constate des phénomènes généraux graves, une fièvre hectique et des sueurs abondantes, notamment lorsque la maladie est avancée.

Habituellement il existe une tuberculose des autres organes.

L'urine est acide dans les premiers stades, claire, parfois rare, et elle contient du pus. Plus tard la suppuration s'accentue et l'urine est mélangée de sang. Dans les stades plus avancés encore on trouve une pyurie pure; l'urine a alors une réaction alcaline.

La vessie est d'ordinaire sensible à la palpation et manifestement contractée.

Diagnostic et diagnostic différentiel. — L'apparition spontanée d'hématuries chez des malades jeunes qui n'ont jamais eu de blennorrhagie et qui n'ont subi aucune intervention locale est presque un symptôme pathognomonique de la tuberculose (O. Zuckerkandl), notamment si on peut exclure la néphrolithiase. L'apparition spontanée d'une cystite chez un malade qui par ses antécédents familiaux est prédisposé à la tuberculose ou qui est atteint d'une tuberculose d'un autre organe peut déjà faire penser à ce diagnostic; il ne deviendra certain que si on découvre dans l'urine des bacilles de tuberculose et si la cystoscopie corrobore ces symptômes. La constatation de foyers dans la prostate, les vésicules séminales, le canal déférent et l'épididyme plaide pour la tuberculose.

Contrairement à ce qui s'observe dans les tumeurs de la vessie, la tuberculose vésicale se distingue par des hématuries moindres, mais de plus longue durée et par le résultat positif de la recherche des bacilles.

La cystite chronique a le plus souvent une cause visible, elle peut être favorablement influencée par un traitement *ad hoc* et ne provoque pas d'hématurie.

Les indications des interventions opératoires. — On ne peut pas établir des règles générales pour les interventions chirurgicales, car la possibilité de faire une opération dépend trop souvent de l'état des organes voisins. La tuberculose de la vessie s'est-elle développée consécutivement à une tuberculose rénale unilatérale, les indications de l'intervention sont les mêmes que pour la localisation rénale, car l'expérience a montré que l'élimination du rein malade est suivie d'une guérison de l'affection de la vessie. S'il y a en même temps une tuberculose génitale et vésicale et si la première est susceptible d'être traitée par une opération, il faut d'abord commencer par celle-là et ne traiter chirurgicalement l'affection vésicale qu'ensuite. Mais, lorsque la tuberculose de la vessie constitue cliniquement l'affection primitive, que le traitement local échoue et que les troubles sont considérables, il y a indication à intervenir chirurgicalement. Les opérations consistent dans le grattage et la cautérisation des foyers tuberculeux avec ou sans ouverture sanglante de la vessie, s'il existe des ulcérations solitaires, dans leur excision; enfin, dans l'élimination temporaire de la vessie par l'établissement d'une fistule.

Contre-indications. — A-t-on affaire à une tuberculose génitale étendue, à une tuberculose rénale bilatérale ou à d'autres processus tuberculeux avancés, toute intervention opératoire dans la tuberculose vésicale est contre-indiquée comme inutile. Tous les cas en période de progression rapide ne peuvent pas non plus bénéficier d'une opération.

Succès des opérations et suites de l'abstention de toute intervention opératoire. — Souvent on obtient une amélioration notable des symptômes subjectifs. C'est ainsi que les douleurs violentes, le ténesme atroce, les hémorragies peuvent disparaître après l'établissement d'une fistule vésicale. Parfois même la tuberculose vésicale peut être guérie par un traitement opératoire direct.

Mais, d'ordinaire, il survient des récidives locales et, dans quelques cas, d'autres parties de l'appareil génito-urinaire se prennent.

Il est vrai qu'en s'abstenant de détruire les produits tuberculeux la maladie parfois progresse plus vite et occasionne ainsi plus tôt des complications qui menacent la vie du malade.

BIBLIOGRAPHIE

Zuckerkandl (O.), *Die lokalen Krankheiten der Harnblase* (Nothnagel's *Handbuch d. spez. Pathol. u. Therap.*, Bd. IX, 2. Teil, Wien, 1899).

Kümmell, *Die Krankheiten der Blase* (*Handb. d. prakt. Medizin*, herausgeg. von Ebstein u. Schwalbe, Bd. III, I. Teil, Stuttgart, 1900).

Fritsch, *Die Krankheiten der weiblichen Blase* (Veit's *Handbuch der Gynäkologie*, Wiesbaden, 1897).

Stoeckel, *Zur Diagnose und Therapie der Blasen-Nierentuberkulose bei der Frau* (*Beiträge zur Klinik der Tuberculose*, Bd. I, H. 2. Würzburg, 1903, A. Stuber's Verlag).

FIN DU TOME II

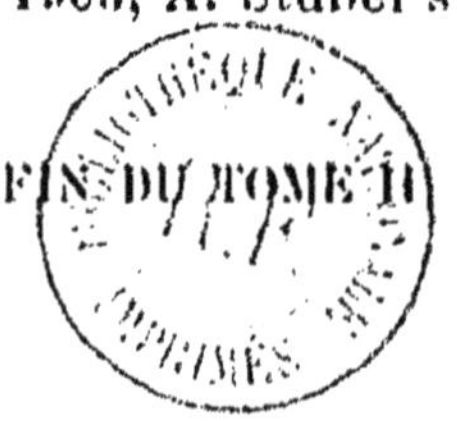

TABLE DES MATIÈRES

MALADIES DU FOIE ET DE LA VÉSICULE BILIAIRE

MALADIES DE LA RATE

MALADIES DU PANCRÉAS

MALADIES DU REIN ET DU BASSINET

MALADIES DE LA VESSIE

TOURS. — IMPRIMERIE DESLIS FRÈRES, 6, RUE GAMBETTA.

Vigot Frères

Éditeurs

Extrait du

Catalogue Général

PARIS

23, PLACE DE L'ÉCOLE-DE-MÉDECINE

1905

TOURS, IMPRIMERIE DESLIS FRÈRES, RUE GAMBETTA, 6.